Complications in Non-vascular Interventional Therapy and Interventional Oncology
Case-based Solutions

非血管介入治疗与
肿瘤介入并发症
基于病例的解决方案

原著 [德] Stefan Mueller-Huelsbeck
　　　[德] Thomas Jahnke

合著 Antonio Basile ｜ Attila Kovács ｜ Dimitrios Filippiadis ｜ Irvin Rexha ｜ Karin Steinke ｜
　　 Laura Crocetti ｜ Milena Miszczuk ｜ Miltiadis E. Krokidis ｜ Roberto Luigi Cazzato ｜
　　 Yasuaki Arai

主审 滕皋军

主译 丁晓毅

中国科学技术出版社
·北 京·

图书在版编目（CIP）数据

非血管介入治疗与肿瘤介入并发症：基于病例的解决方案 /（德）斯特凡·穆勒 – 赫尔斯贝克 ,（德）托马斯·扬克原著；丁晓毅主译 . — 北京：中国科学技术出版社，2023.1

书名原文：Complications in Non-vascular Interventional Therapy and Interventional Oncology: Case–based Solutions

ISBN 978–7–5046–9643–4

Ⅰ . ①非… Ⅱ . ①斯… ②托… ③丁… Ⅲ . ①肿瘤—介入性治疗—并发症—诊疗 Ⅳ . ① R730.5

中国版本图书馆 CIP 数据核字 (2022) 第 100587 号

著作权合同登记号：01–2022–3668

Copyright © 2019 of the original English language edition by Georg Thieme Verlag KG, Stuttgart, Germany.
Original title: *Complications in Non-vascular Interventional Therapy and Interventional Oncology: Case-based Solutions*
By Stefan Mueller-Huelsbeck, Thomas Jahnke
《非血管介入治疗与肿瘤介入并发症：基于病例的解决方案》（第 1 版）英文原版由德国斯图加特的 Georg Thieme Verlag KG 于 2019 年出版，版权归其所有。作者：[德] 斯特凡·穆勒 – 赫尔斯贝克（Stefan Mueller-Huelsbeck），[德] 托马斯·扬克（Thomas Jahnke）。

策划编辑	孙　超　焦健姿	
责任编辑	方金林	
文字编辑	史慧勤	
装帧设计	佳木水轩	
责任印制	徐　飞	

出　　版	中国科学技术出版社	
发　　行	中国科学技术出版社有限公司发行部	
地　　址	北京市海淀区中关村南大街 16 号	
邮　　编	100081	
发行电话	010–62173865	
传　　真	010–62179148	
网　　址	http://www.cspbooks.com.cn	

开　　本	889mm×1194mm　1/16	
字　　数	243 千字	
印　　张	11	
版　　次	2023 年 1 月第 1 版	
印　　次	2023 年 1 月第 1 次印刷	
印　　刷	运河（唐山）印务有限公司	
书　　号	ISBN 978–7–5046–9643–4/R·2910	
定　　价	108.00 元	

译校者名单

主　审　滕皋军

主　译　丁晓毅

副主译　朱海东　黄　蔚　陈　磊

译　者　（以姓氏汉语拼音为序）

陈　磊　苏州市立医院

丁　荣　云南省肿瘤医院

丁晓毅　上海交通大学医学院附属瑞金医院

黄　蔚　上海交通大学医学院附属瑞金医院

焦德超　郑州大学第一附属医院

刘　斌　山东大学第二医院

倪　阳　山东省立医院

滕皋军　东南大学附属中大医院

许凯豪　郑州大学第一附属医院

于海鹏　天津医科大学肿瘤医院

张　肖　中国人民解放军总医院

朱帝文　新疆医科大学第一附属医院

朱海东　东南大学附属中大医院

主译简介

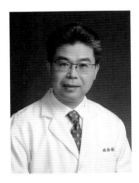

丁晓毅

医学博士，主任医师，教授，博士研究生导师。上海交通大学医学院附属瑞金医院放射介入科主任。中国医师协会介入医师分会常委，国家肿瘤微创治疗产业技术创新战略联盟专家委员会常委。1991年起从事肝癌动脉栓塞＋化疗、各类造影等介入相关工作；2001年起开展椎体成形术、肿瘤消融等非血管介入治疗。擅长肝脏、胰腺、胆管、肺部肿瘤、骨肿瘤的介入性诊断和治疗，以及骨关节影像诊断等。目前主要研究方向为肿瘤消融治疗与免疫。主持国家自然科学基金、国家卫健委科研课题、上海市科委重点课题、上海市科委医学引导项目、上海市卫健委课题等科研项目多项。

内容提要

本书引进自 Thieme 出版社，由国际知名介入放射学家 Stefan Mueller-Huelsbeck 教授与 Thomas Jahnke 教授联袂主编。书中系统详细地介绍了非血管介入治疗与肿瘤介入相关并发症及其处理和预防的要点。不仅包括各种肿瘤经皮穿刺活检和消融治疗后气胸、出血、感染、脓肿、胆汁瘤、假性动脉瘤形成、动静脉瘘及椎体成形术骨水泥渗漏等常见并发症，还涉及肺消融后支气管胸膜瘘、胆道损伤、大血管损伤、皮肤烧伤、肝脏破裂、神经损伤，以及微波天线断裂、射频消融电极断裂等设备故障引起的少见并发症。本书以典型病例为主线，内容切合临床实际，并附有近 200 幅高清医学图片，图文并茂，有助于读者理解、掌握非血管介入治疗与肿瘤介入并发症相关知识要点，非常适合介入医学专业医生、医学生、规培生及在临床实践中需拓宽相关知识范围的其他专业医学人员参考阅读。

原书编著者名单

原 著

Stefan Mueller-Huelsbeck, MD, PhD, EBIR, FICA, FSIR
Professor of Radiology, Board Certified Neuroradiologist
Department of Diagnostic and Interventional Radiology and Neuroradiology
Diakonissen Hospital
Flensburg, Germany

Thomas Jahnke, MD, PhD, EBIR, FICA, FSIR
Professor of Radiology
Department of Diagnostic and Interventional Radiology/Nuclear Medicine
Friedrich-Ebert-Hospital
Neumuenster, Germany

参编者

Adam Hatzidakis, MD, PhD, EBIR
Associate Professor of Radiology
Department of Medical Imaging
University Hospital of Heraklion Crete
Heraklion, Greece

Afshin Gangi, MD, PhD
Professor of Radiology
Department of Interventional Radiology
University Hospital of Strasbourg
Strasbourg, France

Alessandro Lunardi, MD
Interventional Radiologist
Division of Interventional Radiology
University of Pisa
Pisa, Italy

Antonio Basile, MD, EBIR, FCIRSE
Associate Professor of Radiology
Department of Medical Sciences, Surgical,
  and Advanced Technologies
University of Catania
Catania, Italy

Athanasios Pantos, MD, MSc
Interventional Radiologist
Aberdeen Royal Infirmary Hospital
Aberdeen, UK

Attila Kovács, MD
Head of the Clinic
MediClin Robert Janker Clinic
Bonn, Germany

Constantinos T. Sofocleous, MD, PhD
Assistant Professor
Interventional Radiology Service
Memorial Sloan Kettering Cancer Center
New York, NY, USA

Dimitrios Filippiadis, MD, PhD, MSc, EBIR
Assistant Professor of Diagnostic and
  Interventional Radiology
Second Department of Radiology
Medical School, University of Athens
Attikon University Hospital
Athens, Greece

Dimitrios Samonakis, MD
Consultant Gastroenterologist
Department of Gastroenterology
University Hospital of Heraklion Crete
Heraklion, Greece

Douglas Silin, MD
Assistant Professor
Department of Radiology and Biomedical
Imaging and Department of Vascular
  and Interventional Radiology
Yale School of Medicine
New Haven, CT, USA

Frédéric Deschamps, MD, PHD
Interventional Radiologist
Department of Interventional Radiology
Institut Gustave Roussy
Villejuif, France

Garnon Julien, MD
Associate Professor of Radiology
Department of Interventional Radiology
University Hospital of Strasbourg
Strasbourg, France

Georgia Tsoumakidou, MD
Department of Radiology
University Hospital of Strasbourg
Strasbourg, France

Ieva Kurilova, MD
PhD candidate
Department of Radiology
The Netherlands Cancer Institute
Amsterdam, The Netherlands

Ioannis Dedes, MD
Interventional Oncologist
Department of Diagnostic and Interventional
    Radiology
Interbalkan European Medical Center
Thessaloniki, Greece

Irvin Rexha, MD
Postgraduate Associate
Department of Radiology and Biomedical
    Imaging
Yale University School of Medicine
Berlin, Germany

Jean Caudrelier, MD, PhD, FRCPC
Radiation Oncologist
Department of Radiation Medicine
The Ottawa Hospital
Ottawa, Canada

Karin Steinke, MD, PhD
Diagnostic/Interventional (non-vascular)
    Radiologist
Department of Medical Imaging
Royal Brisbane and Women's Hospital
Queensland, Australia

Koch Guillaume, MD
Interventional Radiologist
Department of Interventional Radiology
The University Hospitals of Strasbourg
Strasbourg, France

Lambros Tselikas, MD
Interventional Radiologist
Department of Interventional Radiology
Gustave Roussy
Paris, France

Laura Crocetti, MD, PhD
Professor
Division of Interventional Radiology
University of Pisa
Pisa, Italy

Milena Miszczuk, MD
Junior Doctor
Department of Radiology and Biomedical
    Imaging

Yale School of Medicine
New Haven, CT, USA

**Miltiadis E. Krokidis, MD, PhD, EBIR,
    FCIRSE, FRCR, FSIR**
Consultant Vascular and Interventional
    Radiologist
Department of Radiology
Cambridge University Hospitals NHS
    Foundation Trust
Cambridge, UK

Nariman Nezami, MD
Resident Diagnostic Radiology
Department of Radiology and Biomedical
    Imaging and Department of Vascular
    and Interventional Radiology
Yale School of Medicine
New Haven, CT, USA

Nikolaos Galanakis, MD
Radiology Resident
Department of Radiology
University Hospital of Heraklion Crete
Heraklion, Greece

Piercarlo Rossi, MD
Interventional Radiologist
Division of Diagnostic and Interventional
    Radiology
University of Pisa
Pisa, Italy

Rajasekhara R. Ayyagari, MD
Assistant Professor
Department of Radiology and Biomedical
    Imaging and Department of Vascular
    and Interventional Radiology
Yale School of Medicine
New Haven, CT, USA

Roberto Cioni, MD
Interventional Radiologist
Division of Interventional Radiology
University of Pisa
Pisa, Italy

Roberto Luigi Cazzato, MD, PhD
Associate Professor of Radiology

Department of Interventional Radiology
University Hospital of Strasbourg
Strasbourg, France

Samuel Lewis Rice, MD
Assistant Attending of Diagnostic and
    Interventional Radiology
Department of Radiology
Netherlands Cancer Institute
Amsterdam, The Netherlands

**Stefan Mueller-Huelsbeck, MD, PhD,
    EBIR, FICA, FSIR**
Professor of Radiology, Board Certified
    Neuroradiologist
Department of Diagnostic and Interventional
    Radiology and Neuroradiology
Diakonissen Hospital
Flensburg, Germany

Thierry de Baere, MD
Department of Interventional Radiology
Faculty of Medicine, Paris-Sud University
Paris, France

Thomas K. Heimberger, MD
Professor
Department of diagnostic and interventional
    radiology and nuclear medicine
Hospital of the Technical University of
    Munich
Munich, Germany

**Thomas Jahnke, MD, PhD, EBIR, FICA,
    FSIR**
Professor of Radiology
Department of Diagnostic and Interventional
    Radiology/Nuclear Medicine
Friedrich-Ebert-Hospital
Neumuenster, Germany

Yasuaki Arai, MD, FSIR, FCIRSE
Executive Advisor to President, National
    Cancer Center
Department of Diagnostic Radiology
National Cancer Center Hospital
Tokyo, Japan

中文版序

现代医学领域细分专业繁多。除内科学与外科学等传统的专业以外，作为新兴学科的代表，介入医学在我国的发展时间仅有 40 余年，但已逐渐发展成为 20 世纪和 21 世纪临床诊疗中不可或缺的手段。我国介入医学虽然起步晚，但发展快，目前已接近或赶超国际先进水平。

区别于开放性外科手术与保守的内科治疗，介入医学是在医学影像设备监视指导下，以较小的创伤代价，来实现精准诊断及有效治疗的医疗方式。根据入路的不同，介入诊疗可分为血管性和非血管性两大类。其中，非血管介入诊疗包括经皮直接穿刺入路的各种穿刺活检、引流、造影、造瘘、肿瘤消融、组织间粒子置入、腔道成形和支架置入、胆道和泌尿系统取石及椎体成形术等。

尽管非血管介入并发症并不常见，但仍有一定概率发生。作为介入医生，应深入理解和认识并发症发生的原因、并发症预防的有效措施，以及相关并发症的临床表现、影像表现及处理要点，以尽可能降低并发症风险及减少非必要的医疗资源耗费。

在国际知名介入放射学专家 Stefan Mueller-Huelsbeck 教授和 Thomas Jahnke 教授共同编写的 *Complications in Non-vascular Interventional Therapy and Interventional Oncology: Case-based Solutions* 一书中，以"典型病例"为引，对非血管介入治疗与肿瘤介入相关并发症进行了全面且细致的阐述，并通过大量珍贵的影像学资料进行了图文并茂的知识呈现。这些精选病例的背后，是编著者长期临床工作的不断积累与经验总结。通过阅读本书，读者可以学习到如何在术前充分预估可能出现的并发症，在术中如何尽可能避免并发症的发生，以及在并发症出现时如何准确判断其原因并及时做出处理。

"他山之石，可以攻玉"，正是考虑到此书对临床介入工作具有一定的指导价值，译者团队才将此书翻译为中文版，希望国内的同行和患者都能够从中获益，也相信中文译本的出版将给我国的介入医学工作者带来帮助。

中国科学院
东南大学附属中大医院　　滕皋军　院士

原 书 序

介入放射学医师必须充分了解介入治疗相关并发症，因为几乎所有介入治疗都存在发生常见或罕见并发症的可能。即使有些并发症发生的风险非常低，在临床工作中也决不能放松警惕。每一位介入放射学医师都应能够准确识别各类介入治疗并发症，并知晓如何有效预防和处理这些并发症。

首先是如何预防介入治疗相关并发症。在开始介入治疗前，应基于每个步骤制订周密的计划。"失败的计划就意味着计划的失败"，这句话非常适合用在介入放射学诊疗中。介入放射学医师必须考虑所有潜在的并发症，并围绕"避免主要并发症"这一原则来制订治疗计划。反复思考"可能发生的最坏情况是什么"，将有助于避免严重并发症的发生。例如，当计划给有胆道内引流或外引流导管的患者置入金属支架时，此手术最坏的情况是在拔除胆道内/外引流管后，无法再进入胆道并置入支架。如果术前介入放射学医师已经考虑到这种可能，则会采取有效措施来尽量避免这种情况的发生。

"安全检查表"是预防介入并发症的一个重要参考依据[1]。一次成功的介入治疗，往往始于一份完善的"安全检查表"。例行使用"安全检查表"有助于减少和避免介入相关并发症。

CIRSE 分类是一种实用的分类方法，主要根据介入并发症的分类、严重性、处理和所需治疗，以及对患者住院时间的影响来进行分类[2]。建议介入放射学医师广泛使用这一便捷分类。

除本书以外，Stefan Mueller-Huelsbeck 教授与 Thomas Jahnke 教授还合作编写了一部关于血管介入治疗并发症方面的著作，与本书相辅相成。在本书中，这两位国际知名介入放射学专家着重介绍了非血管介入治疗与肿瘤放射介入治疗相关的并发症。

在本书的参编者中，不乏世界各地的优秀介入放射学专家。为便于读者学习掌握相关知识，书中以各种并发症的经典病例为引，对不同情况下的并发症进行了详细阐释，并给出了标准化的处理方式。根据并发症的具体类型将病例分为不同类型，如出血、骨水泥外渗、设备故障等。本书图文并茂，有助于读者更好地理解书中的知识要点。

相信本书能够对从事介入治疗临床及科研工作的医生、医学生及相关人员有所帮助。

Robert Morgan, MRCP, FRCR, EBIR
President
Cardiovascular and Interventional Radiology Society of Europe (CIRSE);
Consultant Interventional and Diagnostic Radiologist
St George's University Hospitals NHS Foundation Trust
London, UK

参 考 文 献

[1] Haynes AB, Weiser TG, Berry WR, et al. Safe Surgery Saves Lives Study Group. A surgical safety checklist to reduce morbidity and mortality in a global population. N Engl J Med. 2009; 360(5): 491–499.

[2] Filippiadis DK, Binkert C, Pellerin O, Hoffmann RT, Krajina A, Pereira PL. Cirse Quality Assurance Document and Standards for Classification of Complications: The CIRSE Classification System. Cardiovasc Intervent Radiol. 2017; 40(8):1141–1146.

献　词

谨以本书献给我的妻子 Anke，以及我们的孩子 Albert、Viktor、Richard 和 Felix。

Stefan Mueller-Huelsbeck

谨以本书献给我的妻子 Anne，以及我们的孩子 Noé 和 Eliot。

Thomas Jahnke

译者前言

我于 1991 年开始从事数字减影血管造影（DSA）引导下肝肿瘤 TACE 治疗和 CT 引导下穿刺活检等介入相关诊疗。在刚开始接触介入工作时，我对介入治疗的并发症往往没有给予特别的关注，因此当术中患者出现不适时，我的心情会很紧张。好在有上级医生的指导，我逐渐认识了介入诊疗过程中的各种并发症，并有能力进行并发症的处理，也正因为具备了避免、发现和有效处理并发症的能力，才使自己成为一名让患者和家属满意、兄弟学科认可的介入医生。在后来的岁月里，个人和科室的介入诊疗工作越来越多，疗效也越来越好。

然而，至今我仍会感觉到自己对介入并发症的认识还不够系统和全面。*Complications in Non-vascular Interventional Therapy and Interventional Oncology: Case-based Solutions* 一书对非血管介入治疗与肿瘤介入相关并发症及其处理和预防要点进行了充分且细致的说明，涵盖了经皮穿刺活检并发症、肿瘤消融治疗后并发症，以及设备故障所致医源性并发症等介入相关并发症的处置，内容全面且实用性强，对于介入医师而言，是一部十分难得的参考书。翻译本书给了我一个进一步学习的机会，让我更深刻地认识到，虽然介入诊疗的损伤小、效果好、并发症少，但常规的各种介入诊疗操作引起的医疗损害和并发症仍无处不在，一定要做到充分认识、学会预防、及时和有效处置并发症，这样才能成为一名合格的介入医生。也只有心存敬畏，以人为本，在掌握各种介入诊疗技术的同时，充分认识并预防介入诊疗可能带来的并发症，才能不负"医者仁心"，才能使介入诊疗发展壮大，让更多的患者和家属更愿意选择介入诊疗，让更多的医务人员更愿意投身于介入诊疗工作，从而使介入医学不断发展，造福百姓。

相信本书一定能成为广大介入医学同道在介入诊疗中不断进步的基石。

上海交通大学医学院附属瑞金医院　丁晓毅 教授

原书前言

大约 50 年前，查尔斯·多特（Charles Dotter）首次给一位 85 岁的前足坏疽女性患者进行了血管成形术。据报道该手术很成功，患者只进行了小截肢并且伤口愈合良好。从那时起，介入手术逐渐发展成为一种用于治疗血管和非血管疾病的方法。

微创介入手术在大多数情况下是有效的，并且通常以手术成功率高、并发症少为特征。然而，在少量血管性和非血管性肿瘤手术中，可能会发生并发症，并可能导致严重的后果。在大多数情况下，并发症可以在手术期间或之后通过适当的手段进行处理，并且不会引起后遗症。不幸的是，在某些情况下，并发症会导致严重的不良后果，导致患者的健康状况在一定时期发生恶化，甚至造成永久性损伤。

在我们编写的另一本书中，详细介绍了血管介入并发症及其处理方式。本书着重分析了非血管介入治疗和肿瘤介入治疗过程中可能发生的并发症。书中包括 45 例典型病例，均为知名专家多年积累并精心筛选的病例。针对每个病例，专家们提炼了最具临床实用性的知识要点，以帮助介入医师解决日常工作中可能面临的潜在问题。

本书是介入医师学习掌握非血管介入和肿瘤介入治疗技术的宝贵资料，有助于发现、避免和（或）处理介入相关的各类并发症，从而改善患者预后。

虽然书中所述并不能完全涵盖所有的特殊情况，但我们相信读者一定能够从经验丰富的专家所分享的实践经验中获益。

我们希望读者能够从书中学到有用的知识，并对日后的医疗工作有所帮助。

Stefan Mueller-Huelsbeck, MD, PhD, EBIR, FICA, FSIR
Thomas Jahnke, MD, PhD, EBIR, FICA, FSIR

目　录

第1章 概　述

Introduction

在全球范围内非血管介入和肿瘤介入已越来越多地应用于临床。由于其具有创伤小、疗效好的优点，能够有效提高患者的生活质量和生存期，因而多数介入放射科均开展此项技术，并主要由放射介入科医生执行。对于多数放射介入科医生来说，通常以经皮肝活检作为非血管介入的入门级操作，该技术创伤小，能够获得足够的肝组织提供给病理科医生，是目前肝脏疾病诊断的金标准技术。对于那些不适合传统手术方式的肝肿瘤患者，首选进行经皮热消融治疗，这些微创的手术方式可在局部或全身麻醉下进行，是一种革命性的肿瘤局部毁损方法。消融手术的优势有以下几点：①疗效较为稳定，不易受肿瘤细胞类型的影响；②对肿瘤周围组织影响小；③不论患者老幼，与手术相关的并发症和死亡率都明显降低；④可与其他治疗方法联用，如必要也可重复进行；⑤多数手术可在镇静和局部麻醉下进行；⑥住院天数短。对于影像学表现典型的肝内恶性肿瘤，为减少患者损伤，可一次性序贯完成穿刺活检和消融治疗。

对于一些特殊病例，如孤立性肺继发性恶性肿瘤，手术切除可提高患者生存期，并可能根治肿瘤。但反复多次外科手术的可行性很低，或者出于医学或技术层面的因素，或是不被患者接受。对于这类患者，微创介入治疗的应用不断增加，特别是以射频消融和微波消融为代表的热消融术。热消融的应用仅限于直径 < 5cm 的病灶，其疗效会受到邻近血管所产生的热沉效应影响。CT 引导经皮组织间高剂量近距离放射治疗（iHDRBT）可高适形性地将放射治疗剂量集中于限定区域。其作用机制与热消融术完全不同，因而不会受到热沉效应影响。另外，靶区周围的放射剂量会迅速衰减而达到保护周围正常组织的目的。同时 iHDRBT 并不直接破坏靶区组织结构，而是在治疗后 6 周的时间内诱发病变内细胞坏死，因而其风险与穿刺活检相当。应用于肺部病灶时，与其他经皮肺介入技术一样，也有气胸的风险（经皮穿刺肺活检术气胸发生率为 3.1%）。当然，除了这些局部肿瘤消融治疗方法外，介入放射学还包含了很多其他技术，并在临床多个领域均有应用。

椎体后凸成形术是另一类介入治疗技术。球囊辅助椎体后凸成形术（BK）主要用于椎体压缩性骨折（VCF）的治疗，可缓解患者的急性疼痛，减少镇痛药的用量，使患者身体功能和肢体运动功能早日恢复。对于老龄不适合手术治疗的骨质疏松患者，骨折后的疼痛会导致患者丧失活动能力，延长住院周期和导致继发其他并发症。球囊辅助椎体成形术和脊柱内固定术一样是药物保守治疗的替代方法，可在短时间内使患者运动功能得到改善并恢复日常生活。在疼痛缓解率方面，球囊辅助椎体后凸成形术更好，达 92%，而椎体成形术为 87%。这可能与球囊辅助椎体后凸成形术可恢复塌陷的后凸角有关。椎体成形术和球囊辅助椎体后凸成形术的主要并发症为邻近椎体骨折，该并发症在椎体成形术中的发生率为 41%，在球囊扩张椎体成形术中的发生率为 30%。该并发症与骨水泥经椎体前部 1/3 处的终板渗漏有关。

以上范例仅表现了非血管介入和肿瘤介入的一个小方面。随着相关领域技术和理念的革新，放射介入科医生需与时俱进，广闻博见。本书旨在介绍非血管介入技术的适应证和限制，提供更多有关其潜在和常见并发症的信息。通过详述患者，讨论其治疗方案和降低并发症发生率的策略，不仅强化读者对相关并发症的警惕，也能帮助他们最大限度地避免其发生，且在并发症出现时能够及时准确处置。托马斯·爱迪生曾说过："经验只不过是我们错误的总和。"对于医生来说何尝不是。然而在医学领域，我们更应从他人的错误中吸取经验，避免对我们的患者造成伤害。

第 2 章 轻微与严重并发症

Minor and Major Complications

一、并发症的定义和报告系统

介入放射学包含了多种血管、非血管、肌肉骨骼系统和肿瘤微创技术，可治愈或缓解许多不同类型的疾病。其疗效由医院、保险机构、政府卫生健康部门和医保系统所评估。为有效评估一种医疗技术的临床成效，准确记录其并发症是重要的一环。虽然有很多文献提出了多种不同的并发症评分体系，但对其定义和分级至今仍未达成共识或制订出统一的标准。2017 年，欧洲心血管与介入放射学会（CIRSE）发布了《CIRSE 指南》，旨在通过评估介入并发症的严重程度和预后，对该并发症进行分类和分级。CIRSE 同时发布了非常实用和重要的患者安全信息核对表。通过该核对表可保证在介入手术中来自不同科室的各个医护人员均执行统一的标准。同样，对并发症的评估和分级也应形成统一、规范、能够准确重复和严格验证的分类体系。

文献报道仅采用患者安全信息核对表这一项措施，便可使放射介入的严重并发症和术后死亡率降低 36%。国际介入放射学会（SIR）将介入手术并发症分为轻微和严重 2 种。并发症的定义和分类如下。

1. 轻微并发症：与治疗相关的不良反应，但不需要干预或只需要较少干预，患者无须住院或仅需留院过夜观察。

- 无须治疗，无后遗症。
- 需要较少干预，无后遗症，仅需留院过夜观察。

2. 严重并发症：与介入操作相关，需要治疗干预，延长住院周期，提升护理和治疗等级。

- 需治疗，但住院时间较短（＜ 48h）。
- 需较多治疗干预，需提升护理和治疗等级，延长住院周期（＞ 48h）。
- 有永久的不良后遗症。
- 导致死亡。

CIRSE 关于并发症的分级如下。

1 级：手术过程中所产生的并发症能够在术中解决，无须后续治疗，无后遗症，不影响患者住院周期。

2 级：患者需留院过夜观察（延长住院时间＜ 48h），无须后续治疗，无后遗症。

3 级：需要后继治疗或延长住院时间＞ 48h，无后遗症。

4 级：并发症引起永久的轻微后遗症（可恢复生活自理和工作）。

5 级：并发症引起永久的严重后遗症（日常生活无法自理）。

6 级：死亡。

该分级指南突出了一点，就是在同一次手术过程中能够解决的并发症应被评估为轻微并发症（1 级），强调了由介入放射科医生进行并发症处理和干预的重要性。

拓 展 阅 读

[1] Filippiadis DK, Binkert C, Pellerin O, Hoffmann RT, Krajina A, Pereira PL. CIRSE Quality Assurance Document and Standards for Classification of Complications: The CIRSE Classification System. Cardiovasc Intervent Radiol. 2017; 40(8):1141–1146

[2] Omary RA, Bettmann MA, Cardella JF, et al. Society of Interventional Radiology Standards of Practice Committee. Quality improvement guidelines for the reporting and archiving of interventional radiology procedures. J Vasc Interv Radiol. 2003; 14(9 Pt 2):S293–S295

[3] Haynes AB, Weiser TG, Berry WR, et al. Safe Surgery Saves Lives Study Group. A surgical safety checklist to reduce morbidity and mortality in a global population. N Engl J Med. 2009; 360(5): 491–499

二、如何避免并发症

有一类并发症非常特殊，与介入手术中的程序错误相关，包括介入治疗的部位不正确，执行错误的介入诊疗操作，或是弄错了治疗的患者。虽然此类并发症相较于介入手术相关的并发症更为罕见，但不论是对患者或对护理过程的参与者来说，都有重大影响，且通常被认为是可以完全避免的（译者注：原文中此处提及的并发症在我国被称为医疗不良事件或医疗事故）。

因而，需要通过制订标准操作规程（SOP）来预防此类并发症。对于每例血管腔内介入诊疗患者，可通过建立和严格执行以下三项规章流程来避免此类错误。

1. 术前核对制度。

2. 标记诊疗部位。

3. 介入开始前即刻进行介入医生团队、护士和麻醉科医师多方核对。

为确保查对流程顺利进行，术前和术中团队成员彼此间的积极互动和有效沟通显得非常重要。团队成员严格执行患者安全信息核查，熟知肾功能损伤和对比剂过敏的处置流程将有助于减少和避免并发症的发生。

（一）患者安全

良医治病，上医治人。

—— Sir William Osler

该名言阐述了一点，即在临床诊治过程中，除患者本身的疾病外，还要重视患者的一般情况和伴发症。

在航空领域，有很多技术因素会影响飞行安全，仅靠人脑是无法应付这些复杂而繁多的变量，因而在起飞前都需进行飞行安全核查。飞行事故的发生率是 1/300 万，而相对的，医院内意外事件的发生率为 1/300。Haynes 等学者于 2009 年在 *New England Journal of Medicine* 上刊登了一份已在 8 家医疗中心使用过的患者安全核查表。在使用该安全核查表的医院中，术后并发症和死亡率减少了 36%。目前手术安全核查表已在世界范围内作为标准的治疗流程中的一个重要环节。

（二）患者安全核查表

强烈建议根据"CIRSE 介入安全核查表"来进行术前准备（图 2-1）。遵守表中的各要点能够减少信息混淆的情况，并将医疗团队间的沟通错误降到最低。该表也能满足一些专科化、特色化医院在介入流程上的特殊要求。

除了核查表外，以下内容也需斟酌。

1. 介入放射科医生在手术前应考虑的问题

- 患者是否有必要进行介入手术？
- 患者是否为该介入手术技术合适的实施对象？
- 该操作是否对患者有利？
- 该操作的潜在风险是什么？
- 是否有更好的替代诊疗方案？
- 如果不进行介入手术，患者的风险如何？

2. 可能影响介入手术流程完整性和连续性的条件

- 根据本中心医疗条件、多学科支持力度和术者经验，决定所开展的介入诊疗项目。
- 对于复杂患者，应与同行商议。
- 明确进一步干预和住院观察的条件和时机。
- 明确自身的限度，在必要时应寻求同行或上级医师帮助。

患者姓名				DIAKO IR 患者安全检查表 *				**DIAKO**

患者编号

出生日期

男 ● 女 ●

病房

咨询医生

手术名称：

日期：

工序安排	是	否	N/A	术前	是	否	N/A	术后	是	否	N/A
会诊 / 多学科讨论	☐	☐	☐	向所有成员介绍术后文书	☐	☐		术后病历书写	☐	☐	
病态窦房结综合征影像表现	☐	☐	☐	患者所有记录	☐	☐	☐	过程中生命体征正常	☐	☐	☐
相关病史	☐	☐	☐	正确的患者 / 左右侧 / 部位	☐	☐	☐	用药和 CM 记录	☐	☐	☐
知情同意	☐	☐	☐	空腹	☐	☐	☐	实验室测试指令	☐	☐	☐
CIN 预防	☐	☐	☐	静脉通路	☐	☐	☐	所有样本贴好标签送实验室	☐	☐	☐
特定工具现有或已订购	☐	☐	☐	监视设备正常连接	☐	☐	☐	与患者讨论手术结果	☐	☐	☐
禁食医嘱	☐	☐	☐	体重（千克）	☐	☐	☐	出院医嘱	☐	☐	☐
相关实验室检查	☐	☐	☐	凝血筛检 / 实验室检查已完成	☐	☐	☐	后续检查 / 拍片	☐	☐	☐
必须有麻醉科医生	☐	☐	☐	过敏和（或）预防	☐	☐	☐	预约门诊随访	☐	☐	☐
停用抗凝血药	☐	☐	☐	抗生素和其他药物管理	☐	☐	☐	将过程结果传达给咨询医生	☐	☐	
介入手术后需要（ICU）床位	☐	☐	☐	同意 / 并发症讨论	☐	☐					
对比过敏预防是必要的	☐	☐	☐								

姓名： _____ 姓名： _____ 姓名： _____

签字： _____ 签字： _____ 签字： _____

▲ 图 2-1　**CIRSE IR** 患者安全检查表

*. 改编自 RADPASS & WHO SURGICAL CHECKLIST。CIN. 对比剂诱发神经病变；CM. 对比剂；ICU. 重症监护病房；N/A. 不适用。经许可转载自 CIRSE

- 当患者病情复杂，且超出该中心的处置能力时，应转至更有经验的介入中心诊治。

- 做好风险管理和评估。

- 对不良事件进行总结分析。

　3. 预防危害的步骤

- 使用安全核查表。

- 标记手术部位。

- 让患者参与决策过程（如知情同意）。

- 对于新的技术和手术方式采取恰当的监督机制。

- 在实验室的工作环境中减少传呼机和电话的干扰。

- 为所有人提供并维持无干扰的环境。

- 知晓个人的能力限度，以及整体系统的限制。

（三）围术期的文书工作

　　对于介入手术每个步骤的详细记录至关重要。在术中应注意保存和归档透视图像，特别是那些对后续手术步骤有很大影响的图像。通过将这些步骤存储于影像存储与传输系统（Picture Archiving and Communication System，PACS），可使医生在介入手术记录中突出这些关键手术细节。

拓 展 阅 读

[1] Cardiovascular and Interventional Radiological Society of Europe (CIRSE).Website: http://www.cirse.org. Accessed May 13, 2019

[2] Lee MJ, Fanelli F, Haage P, Hausegger K, Van Lienden KP. Patient safety in interventional radiology: a CIRSE IR checklist. Cardiovasc Intervent Radiol. 2012; 35(2):244–246

[3] Durack JC. The value proposition of structured reporting in interventional radiology. AJR Am J Roentgenol. 2014; 203(4):734–738

[4] Omary RA, Bettmann MA, Cardella JF, et al. Quality improvement guidelines for the reporting and archiving of interventional radiology procedures. J Vasc Interv Radiol. 2002; 13(9 Pt 1): 879–881

[5] Haynes AB, Weiser TG, Berry WR, et al. Safe Surgery Saves Lives Study Group. A surgical safety checklist to reduce morbidity and mortality in a global population. N Engl J Med. 2009; 360(5): 491–499

三、与肿瘤非血管治疗有关的常见并发症

肾功能受损

对于肾功能损伤的患者，应按照欧洲泌尿生殖放射学会（ESUR）指南进行治疗。根据该指南可减少因碘对比剂的不当使用造成的损伤。另外，在使用任何类型的碘对比剂时都应遵循这些建议，如为明确病变进行的 CT 增强检查。

拓 展 阅 读

[1] European Society of Urogenital Radiology (ESUR). Website: http://www.esur.org. Accessed May 13, 2019

[2] Stacul F, van der Molen AJ, Reimer P, et al. Contrast Media Safety Committee of European Society of Urogenital Radiology (ESUR). Contrast induced nephropathy: updated ESUR Contrast Media Safety Committee guidelines. Eur Radiol. 2011; 21(12):2527–2541

四、需要知晓的对比剂过敏反应

如已经知晓患者有对比剂过敏史，建议按照美国放射学院（ACR）指南进行处理（《对比剂手册》，第 9 版，2013 年）。该指南有助于预防和治疗急性对比剂过敏反应。

拓 展 阅 读

[1] American College of Radiology (ACR). Website: http://www.acr.org. Accessed May 13, 2019

[2] Bush WH Jr. Treatment of acute contrast reactions. In: Bush WH Jr, Krecke KN, King BF Jr, Bettmann MA, eds. Radiology Life Support (RAD-LS). London/New York: Arnold/Oxford University Press; 1999:31–51

五、辐射暴露

最显而易见的防护措施是穿着尽可能齐全的防护设备（包括铅背心、铅围裙、铅围脖和铅眼镜）。穿戴合身的铅背心和铅围裙非常重要。防护服过小则肩膀、胸部和腹股沟的辐射剂量增加。宽松的防护服也会导致辐射剂量增加，如腋下区域。另外，医务人员常会抗拒穿着不合身的防护服。建议为医务人员提供个性化、合体的防护设备，以提高医务人员对防护设备的接受度和对日常养护。提供定制的、色彩丰富，且有个人名字标签的铅衣是一种很好的选择。眼部防护也需得到重视，含铅眼镜有助于保护术者的眼睛，同时也可作为光学矫正眼镜使用，减少术者头部的额外负重。

此外，建议从事放射工作的医务人员在进行血管内介入治疗时接受放射剂量管理，减少患者和操作者在术中所受到的辐射伤害。采用无辐射、无创的影像学引导方式，如超声和磁共振。在术前仔细评估术前影像学资料，规划手术路径，预估可能存在的风险（肠管、血管、气道等易损重要脏器）并做好防范并发症的预案。

术中可将透视或造影图像保存作为参考，应用该参考图像，以及模拟手术路径功能可减少术中的透视时间。将脉冲频率从连续成像调整至每秒 7.5 帧便可降低 90% 辐射剂量。

辐射剂量与距离的平方成正比，术者应注意球管、散射源的位置，以及散射辐射的主要方向。通常散射源为手术台上的患者，X 线源的侧面散射辐射最强。如果可能的话，从 X 线源发出的射线方向应与医务人员的位置不同侧，同时医务人员应与辐射源保持一定距离。应使 DSA 床板保持低位并使探测器尽可能贴近患者的检查部位，增加患者与术者间距以减少源于患者的散射线暴露。调整显示屏使术者能够保持自然而放松的生理体位也很重要。此处再次强调术者的站位，既要保持良好的视野同时使术者能够面向散射辐射源。最新型的铅衣的前方一般为双层防护（2×0.25mm 铅当量），而侧方和背侧仅为单层防护以减轻铅衣整体重量，术者面向散射辐射源可减少侧面防护较薄弱区域所受到的辐射。医护人员的站位在传递手术器械和观察患者情况时也很关键。术者在介入手术室中的走动可能导致其将防护较弱的背侧暴露于射线下，在这类情况下与放射源保持距离非常重要。

放射介入科医生还应依据可合理达到的最低量原则（as low as reasonably achievable principle,

ALARA）通过使用额外的铅玻璃和铅帘来增加 C 形臂相关的辐射安全控制以实现放射防护，即将辐射暴露控制在尽可能低的水平。最后，应尽可能使用探针引导工具。

术前、术中和术后剂量控制对避免与辐射相关的组织和皮肤损伤至关重要。

辐射引起的组织损伤：辐射引起的组织损伤以往被归为辐射的确定性效应。易感脏器为皮肤和晶状体。通常，当辐射剂量超过皮肤暴露的阈值后，皮肤损伤会延迟几天或几周发生。皮肤损伤易感患者多较为肥胖，肥胖是导致较高辐射暴露量的重要因素。此外，多次介入治疗的患者也是放射性组织损伤的易感人群。一般这类患者年龄偏大（55—85 岁），常因慢性疾病而需要进行多次的影像学检查和介入治疗。

辐射引起的皮肤损伤：辐射引起的皮肤溃疡在心脏介入患者中的发生率＜ 1%。辐射暴露后的皮肤反应可分为即刻、急性和亚急性（24h 至 2 个月）或慢性（超过 2 个月至数年）。即刻放射性皮肤损伤在辐射暴露后 2 周内发生，最常见的表现为皮肤红斑，多在辐射剂量超过 2Gy 后的数小时至 24h 发生。该并发症虽然在专业文献中罕有报道，但在一些耗时长且复杂的介入手术中很常见。急性放射性皮肤损伤表现为皮肤红斑伴水疱、糜烂、一过性脱发，以及可最长持续 9 周的疼痛和瘙痒。慢性放射性皮肤损伤（CRIS）通常发生于多次高剂量辐射暴露或单次累积皮肤峰值剂量＞ 10Gy 后的数月至数年后。其表现隐匿而多样，可有红斑、萎缩、脱毛、毛细血管扩张、瘙痒，以及由于皮肤坏死和溃疡引起的疼痛。临床上典型患者多表现为持续性红斑、皮肤萎缩和溃疡。

即便是较低的辐射剂量，对于易感人群仍可造成损伤，如肥胖、糖尿病、滥用尼古丁、同部位辐射暴露史、皮肤既有损伤、Fitzpatrick 皮肤分析 Ⅰ 型和 Ⅱ 型（黑色素缺乏）、自身免疫性或结缔组织疾病（如硬皮病、红斑狼疮和混合型结缔组织疾病）、甲状腺功能亢进和服用某些药物的患者。因而，这再次印证了辐射剂量管理和辐射安全管控的重要性。

拓 展 阅 读

[1] Rehani MM, Gupta R, Bartling S, et al. ICRP. Radiological Protection in Cone Beam Computed Tomography (CBCT). ICRP Publication 129. Ann ICRP. 2015; 44(1):9–127

[2] Hertault A, Maurel B, Midulla M, et al. Editor's choice—minimizing radiation exposure during endovascular procedures: basic knowledge, literature review, and reporting standards. Eur J Vasc Endovasc Surg. 2015; 50(1):21–36

[3] Rathmann N, Haeusler U, Diezler P, et al. Evaluation of radiation exposure of medical staff during CT-guided interventions. J Am Coll Radiol. 2015; 12(1):82–89

[4] Rathmann N, Kostrzewa M, Kara K, et al. Radiation exposure of the interventional radiologist during percutaneous biopsy using a multiaxis interventional C-arm CT system with 3D laser guidance: a phantom study. Br J Radiol. 2015; 88(1055): 20150151

[5] Finch W, Shamsa K, Lee MS. Cardiovascular complications of radiation exposure. Rev Cardiovasc Med. 2014; 15(3):232–244

[6] Ketteler ER, Brown KR. Radiation exposure in endovascular procedures. J Vasc Surg. 2011; 53(1) Suppl:35S–38S

[7] Jaschke W, Schmuth M, Trianni A, Bartal G. Radiation-induced skin injuries to patients: what the interventional radiologist needs to know. Cardiovasc Intervent Radiol. 2017; 40(8): 1131–1140

六、感染

预防感染措施应贯穿整个血管介入手术过程，包括术前、术中和术后整个围手术期。对于免疫力低下的易感者（如糖尿病、难治性创面、肾功能不全和恶性肿瘤患者）该措施尤为重要。

拓 展 阅 读

[1] Society of Interventional Radiology (SIR). Website: http://www.sirweb. org. Accessed May 13, 2019

[2] Reddy P, Liebovitz D, Chrisman H, Nemcek AA, Jr, Noskin GA. Infection control practices among interventional radiologists: results of an online survey. J Vasc Interv Radiol. 2009; 20(8):1070–1074.e5

七、并发症的处理

介入操作的严重围手术期并发症较为罕见，但它们可能突然出现，需要快速而有序地处置。虽然医生、护士和技术人员的经验十分重要，但相对罕见性使核对表的使用成为一项很有价值的操作，它有助于确保救治预案能有条不紊地实施。

做好应急预案以应对术中可能出现的意外是优秀介入团队在进行高风险手术时常用的策略。虽然以下患者和讨论主要与血管介入的流程有关，但其经验也适用于非血管介入手术。例如，术前和术中应考虑如何避免出血，以及发生出血后的处置方式。Patel 等的研究表明，在混合主动脉病例中进行术前"精神预演"可以提高血管介入的疗效。2013 年，Chen 针对脑动脉瘤破裂和动脉栓塞的神经介入治疗开发了不同的安全核查表，该核查表规范了术者、麻醉师、护士和技术员在术中的角色和职责。

以血栓为例，放射介入科医生应记录患者活化凝血时间并根据患者体重和预先确定的剂量经验性推注肝素。在血管鞘中发现血管痉挛时，应给予动脉内硝酸甘油。护理人员负责补液，技术员负责抽吸或溶栓设备的准备。

对于出血并发症，介入医生应与团队就并发症和应对措施做好充分沟通。股浅动脉（SFA）介入手术造成严重出血的情况较罕见，但股浅动脉穿刺点过高或伴随的髂动脉介入可能导致快速失血并进入盆腔。腹膜后出血可迅速导致休克。简明扼要地阐述问题并规划后续的治疗措施十分关键。同时，口头确认团队成员已经听到并理解了所讲内容也很重要。

应保持动脉通路。所需的器械应准备齐全，如覆膜支架、止血带或栓塞球囊。护士应准备必要的补液和血制品，当患者情况危急时还需麻醉科医生协助。如需进行开放性手术，技术员应提前告知手术室医护人员，当患者出现血流动力学障碍或血管内解决方案有限时可迅速启用手术室。

（一）动脉出血

1. 识别出血

当患者血流动力学出现异常时，介入团队成员应考虑到出血的可能性，如有需要应立即申请援助，确保血流动力学监测仪已连接且功能正常，评估并进入出血部位（如果可到达），确认责任血管。

2. 控制出血

当出血部位可进入、封堵；保持可及性，必要时可考虑更换更粗的血管鞘；进行血管造影明确是否仍有活动性出血。

3. 复苏

多通路、大流量静脉补液。以晶体溶液为主（生理盐水或勃脉力液）；通知血库，运送血样，做好备血和输血工作；考虑肝素抗凝血药物（1mg 鱼精蛋白拮抗 100U 肝素）；当血管腔内治疗无法止血时或患者不稳定时应通知手术室做好开放性手术准备。

4. 治疗

延长球囊栓塞时间、覆膜支架、弹簧圈、栓塞微球、吸收性明胶海绵和生物胶注射，外部压迫止血；应用抗凝血药物；外科手术包括膀胱修补术和筋膜切开术。

5. 沟通

将患者当前的状况和后续的治疗方案、抢救计划告知陪同的患者家属。

（二）动脉出血的预防

手术开始前对患者的出凝血异常状态谨慎管理，术中核实患者的活化凝血时间。

（三）器械故障

熟读器械使用说明书，对于复杂器械应先培训再使用。参与相关的培训课和学习班有助于放射介入科医生熟悉介入专用器械和技术。

（四）预防器械故障

严格遵循器械使用说明书进行操作。开展新技术前，由产品专员或培训员进行指导。

拓 展 阅 读

[1] Cardiovascular and Interventional Radiological Society of Europe (CIRSE).Website: http://www.cirse.org. Accessed May 13, 2019

[2] Sheth RA, Koottappillil B, Kambadakone A, Ganguli S, Thabet A, Mueller PR. A Quality Improvement Initiative to Reduce Catheter Exchange Rates for Fluoroscopically Guided Gastrostomy Tubes. J Vasc Interv Radiol. 2016 Feb;27(2):251-9.

[3] Skonieczki BD, Wells C, Wasser EJ, Dupuy DE. Radiofrequency and microwave tumor ablation in patients with implanted cardiac devices: is it safe? Eur J Radiol. 2011 Sep;79(3):343-6.

[4] Ferral H, Garza-Berlanga AE, Patel NH. Complications of nonvascular interventions and their management: case-based review. AJR Am J Roentgenol. 2009 Jun;192(6 Suppl):S63-77

[5] Wu CC, Maher MM, Shepard JA. Complications of CT-guided percutaneous needle biopsy of the chest: prevention and management. AJR Am J Roentgenol. 2011 Jun;196(6):W678-82

第 3 章　基于病例报道分析说明手术相关并发症

Case-Based Procedure-Related Complications

一、出血

（一）肝肿瘤经皮穿刺活检术后出血

【病例概述】

患者男性，70 岁，多发肝肿瘤，疑似肝细胞癌（肝癌）伴门静脉癌栓（图 3-1），行经皮穿刺活检术，以便进行肿瘤基因组分析。患者伴有酒精性肝炎和糖尿病病史，但经药物治疗控制良好，且并未发现凝血功能障碍。

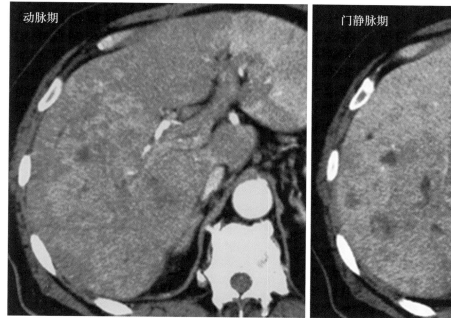

▲ 图 3-1　增强 CT 显示多个富血供肿瘤，伴有门静脉癌栓

【初步治疗】

在超声导引下，肝胆肿瘤内科医师使用 18G Sonopsy 活检针（Hakko，Tokyo，Japan）经正常肝实质进行了 2 次肿瘤经皮穿刺活检术，但并未使用引导针。

【手术中遇到的问题】

穿刺过程中未发现任何问题。

【影像学检查】

到目前为止，尚未安排进一步影像学检查。

【术后并发症】

穿刺活检术后 2h，患者出现了失血性休克。急诊增强 CT 检查显示，动脉期见活动性出血，血液外渗入腹腔，腹腔积血（图 3-2）。

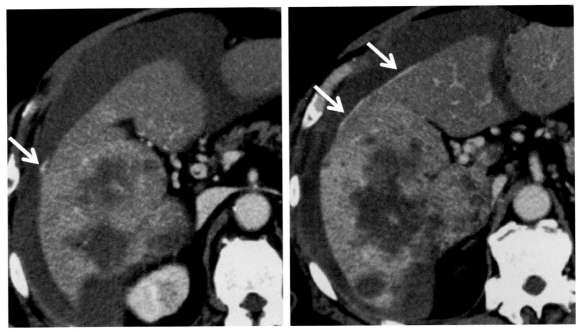

▲ 图 3-2 增强 CT 显示肝脏表面对比剂外渗（白箭）

穿刺活检术后 2h，肝动脉数字减影血管造影（digital subtraction angiography，DSA）时未见外渗。但是，行肝后段动脉造影术时，CT 扫描显示有明显对比剂外渗（图 3-3）。因此，肝右动脉后支采用 12.5% 栓塞胶进行栓塞治疗（NBCA 胶与碘化油混合比例为 1∶7）。由于患者生命体征不稳定，活检术后 5h 进行第 2 次血管造影术，并对 Ⅵ 段再次进行了栓塞，在数字减影血管造影中未见明显对比剂外渗。但行第 2 次血管造影术后，患者生命体征并未得到改善。

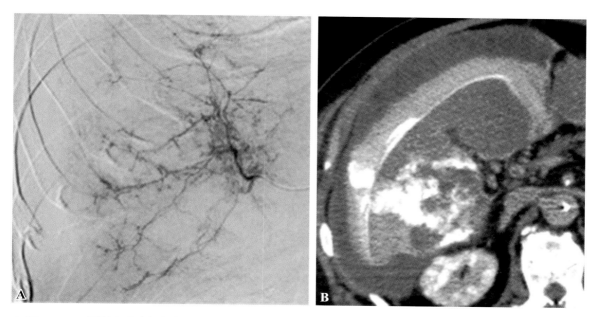

▲ 图 3-3　**A.** 经肝右动脉行数字减影血管造影术时未见明显对比剂外渗；**B.** 经后段动脉行肝动脉造影术时通过 **CT** 扫描可见明显对比剂外渗

你会怎么做?

注意：

_____

_____

_____

_____

_____

_____

_____

_____

_____

_____

_____

【可行的并发症处理方案】

- 经肝右动脉行第 3 次血管造影术和栓塞术。

- 在活检部位周围行经皮射频消融术。

- 开腹手术止血。

【最终并发症处理】

经外科开腹手术，可见 2 个活检部位出现非搏动性出血，然后使用电刀进行手术止血（图 3-4）。

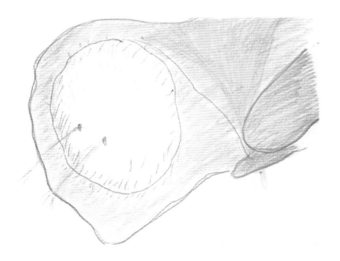

◀ 图 3-4　术中视图，肝脏表面红色活检部位可见非搏动性出血（手绘图）

【并发症分析】

肝脏穿刺活检术后出血并发症可能有些棘手。针对特定患者，可能需采取多学科方法。

【预防策略及注意事项】

- 肝肿瘤经皮穿刺活检术应使用引导针，减少肝脏表面穿孔次数。
- 请注意肝脏不仅具有肝动脉和门静脉双重供血，还接受单独的动脉和包膜动脉丛等许多交通动脉的供血。因此，肝动脉栓塞术不一定都能有效地阻止肝脏出血。
- 如果肝动脉栓塞术无法有效治疗肝脏出血，应立即考虑手术修复止血。

拓 展 阅 读

[1]　Yoshida K, Matsui O, Miyayama S, et al. Isolated arteries originating from the intrahepatic arteries: anatomy, function, and importance in intervention. J Vasc Interv Radiol. 2018; 29(4): 531–537.e1

（二）肝癌电穿孔术中胸腔积血

【病例概述】

患者女性，72 岁，糖尿病和代谢性肝硬化，既往子宫切除术和卵巢切除术治疗子宫内膜癌；经超声检查可见 1 个 2cm 的肝结节，后接受 CT 检查，可见 1 个累及肝脏 V 段、Ⅷ段的肝癌结节（图 3-5）。

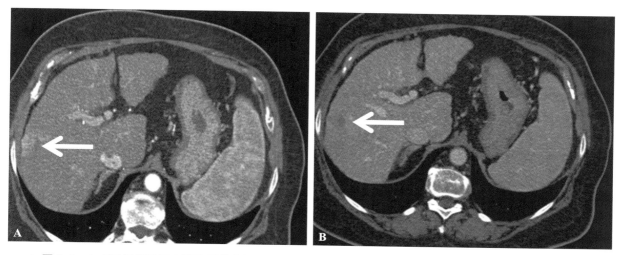

▲ 图 3-5　**A. CT** 扫描显示在Ⅷ和Ⅴ段之间可见 **1** 个 **2cm** 包膜下结节，动脉期密度稍高（白箭）；**B.** 门静脉期密度较低（白箭）

【初步治疗】

　　由于患者有临床并发症（包括双侧颈动脉狭窄），严重的门静脉高压，首选经皮消融治疗方法。在术前超声检查中病变清晰可见，因此对患者进行了全身麻醉，并在超声引导下行经皮不可逆电穿孔消融术（图 3-6）。

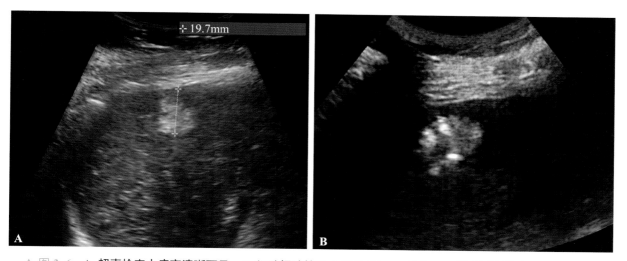

▲ 图 3-6　**A.** 超声检查中病变清晰可见；**B.** 经肋间隙放置 **3** 根长 **15cm**、具有 **2cm** 放电区段的电极，包围结节

【手术中遇到的问题】

　　在治疗期间（约 5min），观察到心律失常，缓慢性心律失常与快速性心律失常交替出现，但并未给予特殊治疗；血压和氧饱和度保持稳定。

治疗结束时，患者出现剧痛，呼吸加重，静脉注射酮咯酸（45mg）和曲马多（100mg）无反应，PO_2 降低（吸氧后为 97mmHg）。

【影像学检查】

术后对患者立即进行 CT 检查，显示右侧胸腔积液，CT 值 > 25HU（图 3-7）。增强扫描后，在动脉期肋骨旁（右侧 T_7、T_9）附近可见 2 处对比剂渗出点，并在静脉期增加（图 3-8）。

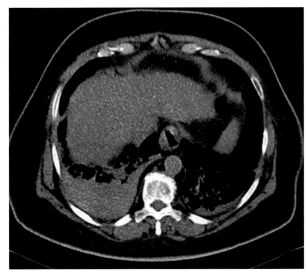

▲ 图 3-7　CT 平扫显示右侧胸腔积液，CT 值 > 25HU

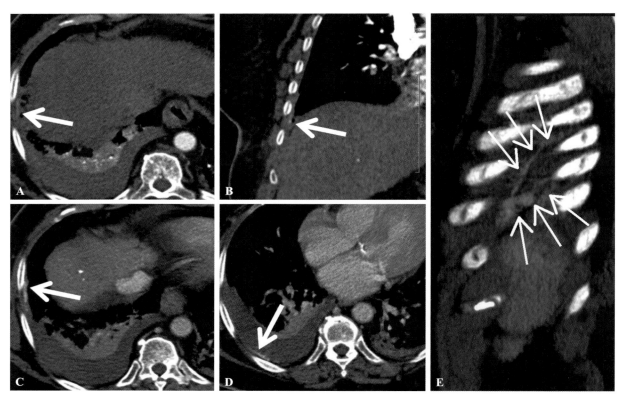

▲ 图 3-8　粗箭指向右侧Ⅶ、Ⅸ处的渗血

仅在动脉期（A 和 B）可检测到小点状外渗，在静脉期（C 和 D）渗出区增大。多平面重建（E）有助于确认诊断结果（细箭）

【术后并发症】

因穿刺损伤肋间动脉，导致胸腔积血，但血红蛋白未见明显降低。

你会怎么做?

注意:

_____

_____

_____

_____

_____

_____

_____

_____

_____

_____

【可行的并发症处理方案】

- 保守治疗（重症监护）。

- 经皮穿刺引流。

- 经导管栓塞术。

- 外科手术。

【最终并发症处理】

保守治疗：次日，患者因疼痛加剧、严重呼吸困难、血红蛋白减少（−3mg/dl）及氧饱和度降低（吸氧后为 95%）和胸部 X 线片检查显示胸腔积血增加（图 3-9）转至重症监护室。

随后对患者进行输血和经皮穿刺引流 600ml 出血性液体，临床表现明显改善，并于 10 天后出院。

【并发症分析】

穿刺点的选择有时候很困难。即使了解解剖学，知道如何在肋骨上缘而不是肋骨下缘入针或施用其他器械，但有时在肋间穿刺过程中，很难确定肋间动脉确切的路径。对于体重指数较大的肥胖患者，确切的途径更难预测，正如当前病例。

【预防策略及注意事项】

- 肋间动脉出血是经皮胸部手术后很常见的并发症，只有少数患者出现大出血。

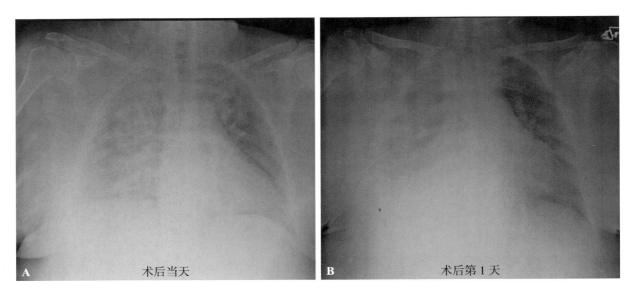

▲ 图 3-9　术后第 1 天进行胸部 X 线片检查（B），与术后当天检查（A）相比，胸腔积血的量有所增加

- 肋间动脉出血的治疗包括经导管栓塞术，保守治疗仅适用于具有出血少、情况稳定的患者。
- 由于肋间神经及血管沿肋骨下缘走行，故应确保经肋骨顶部（上缘）入针，以避免损伤神经和血管。

拓 展 阅 读

[1] Pieper M, Schmitz J, McBane R, et al. Bleeding complications following image-guided percutaneous biopsies in patients taking clopidogrel: a retrospective review. J Vasc Interv Radiol. 2017; 28(1):88–93

[2] Broderick SR. Hemothorax: etiology, diagnosis, and management. Thorac Surg Clin. 2013; 23(1):89–96, vi–vii

（三）甲状腺细针穿刺活检术后颈部血肿

【病例概述】

患者 52 岁，经体检被诊断患有甲状腺结节，并在后续超声检查中得到证实（图 3-10 至图 3-12）。

【初步治疗】

为了进一步评估甲状腺结节，在超声引导下行细针穿刺抽吸活检术（22G），获得 3 份样本。

【手术中遇到的问题】

患者术后出现颈部肿胀和呼吸困难。

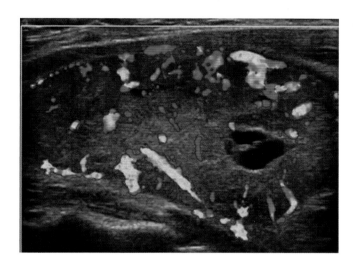

◀ 图 3-10　彩色多普勒超声显示甲状腺右叶内有 1 个富血供结节

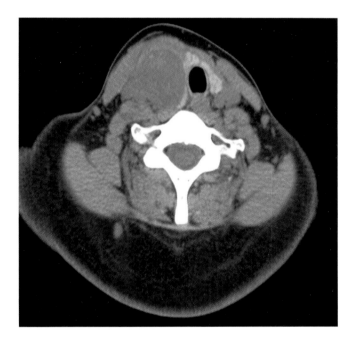

◀ 图 3-11　颈部 CT 扫描显示出现颈部大范围血肿，可能在甲状腺右叶内导致气管受压而左偏

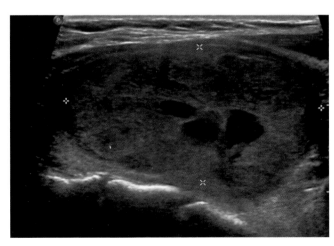

◀ 图 3-12　B 超图像显示整个甲状腺右叶内大结节

【影像学检查】

颈部软组织 CT 扫描显示，右侧颈部出血伴气管左偏。

【术后并发症】

甲状腺右叶内术后可见右颈部大范围血肿。

你会怎么做？

注意：

_____

_____

_____

_____

_____

_____

_____

_____

【可行的并发症处理方案】

- 呼吸支持。
- 颈部手术探查和血肿引流。

【最终并发症处理】

颈部外科探查显示颈部软组织可见大血肿，但无活动性出血迹象。

【并发症分析】

穿刺部位压迫不充分可能会导致活检术后出血，以及甲状腺内血肿。

【预防策略及注意事项】

- 在进行任何介入治疗之前，应先检查药物清单并作适当调整。
- 在进行任何介入治疗之前，应先确定国际标准化比值和血小板水平。出血风险较高的患者应在穿刺活检术前或出血时使用维生素 K 替代物、冷沉淀或新鲜冰冻血浆进行相应处理。
- 不得在无超声监测下进行细针穿刺抽吸。
- 应按压穿刺部位以最大限度降低术后出血风险。

拓 展 阅 读

[1] Ha EJ, Baek JH, Lee JH, et al. Complications following US-guided core-needle biopsy for thyroid lesions: a retrospective study of 6,169 consecutive patients with 6,687 thyroid nodules. Eur Radiol. 2017; 27(3):1186–1194

[2] Akbaba G, Omar M, Polat M, et al. Cutaneous sinus formation is a rare complication of thyroid fine needle aspiration biopsy. Case Rep Endocrinol. 2014; 2014:923438

[3] Lee YJ, Kim DW, Jung SJ. Comparison of sample adequacy, painscale ratings, and complications associated with ultrasoundguided fine-needle aspiration of thyroid nodules between two radiologists with different levels of experience. Endocrine. 2013; 44(3):696–701

[4] Noordzij JP, Goto MM. Airway compromise caused by hematoma after thyroid fine-needle aspiration. Am J Otolaryngol. 2005; 26 (6):398–399

（四）CT 引导下肝穿刺活检术后肝实质内出血

【病例概述】

患者男性，55 岁，疑似肝炎计划行肝脏活检术，并未出现并发症。

【初步治疗和影像学检查】

CT 引导下经皮肝穿刺活检术（16G）。

【手术中遇到的问题】

该患者对手术耐受良好，无任何并发症，出院回家。

【术后并发症】

患者出院 6h 后前往急诊室自诉腹痛。经体检发现患者有心动过速和低血压症状。腹部增强 CT 扫描显示肝脏实质内出血（图 3-13 至图 3-16）。

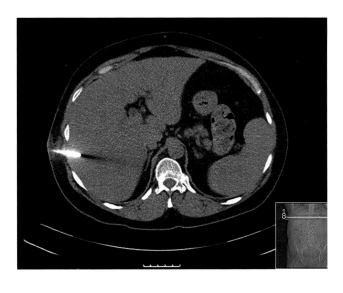

◀ 图 3-13　CT 引导下经皮肝穿刺活检术显示活检针向肝右叶穿刺

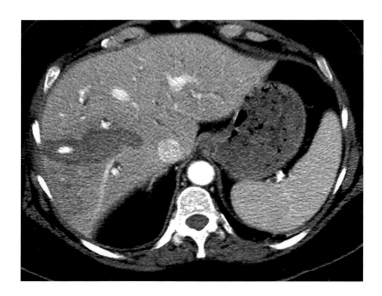

◀ 图 3–14　复查腹部增强 CT 扫描显示肝右叶见双叶状低密度结节影，内有一小点状高密度病灶，表明有肝实质内血肿

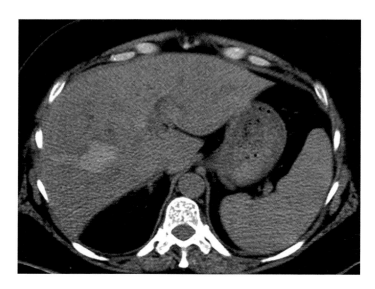

◀ 图 3–15　腹部 CT 平扫显示肝右叶见高密度区域，表明有肝实质内血肿

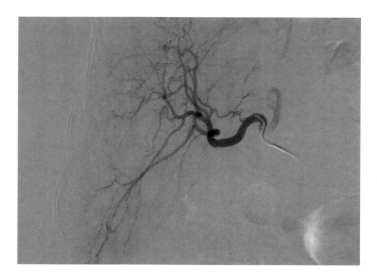

◀ 图 3–16　肝右动脉血管造影术显示未见对比剂外渗的活动性出血

你会怎么做?
注意:

【可行的并发症处理方案】

- 保守治疗。

- 活检术后立即局部注射吸收性明胶海绵。

- 使用微导管、选择性注射吸收性明胶海绵、栓塞胶、大颗粒或弹簧圈对责任血管进行栓塞。

- 外科结扎术（血管内治疗方案失败时）。

【最终并发症处理】

肝血管造影术显示未见活动性出血。患者接受了保守治疗，没有接受栓塞术。

【并发症分析】

肝右动脉分支可能术中受创，导致出血和血肿，但经活检术后即刻扫描仍未见血肿。患者出院后出现症状性血流动力学不稳定。

【预防策略及注意事项】

- 在进行任何介入治疗之前，应先检查患者药物使用情况并作适当调整。

- 在进行任何介入治疗之前，应先确定国际标准化比值和血小板水平。活检术前，出血风险高的患者可使用维生素 K 替代物、新鲜冰冻血浆和冷沉淀。

- 应获得整个肝脏的活检术后扫描图像。

- 活检术后应监测患者生命体征 ≥ 2～4h。

拓 展 阅 读

[1] Sag AA, Brody LA, Maybody M, et al. Acute and delayed bleeding requiring embolization after image-guided liver biopsy in patients with cancer. Clin Imaging. 2016; 40(3):535–540

[2] Bishehsari F, Ting PS, Green RM. Recurrent gastrointestinal bleeding and hepatic infarction after liver biopsy. World J Gastroenterol. 2014; 20(7):1878–1881

[3] Bannas P, Habermann CR, Yamamura J, Bley TA. Severe haemorrhage after liver biopsy of malignant B-cell lymphoma mimicking hepatic infection. RoFo Fortschr Geb Rontgenstr Nuklearmed. 2013; 185 (2):164–166

（五）血流动力学不稳定，推测与肾肿瘤冷冻消融术中和术后腹膜后出血加重有关

【病例概述】

患者女性，67 岁，左上极肾脏肿块增长 4.2cm，因伴有严重的并发症，计划行经皮肿瘤冷冻消融术。考虑到肿瘤的大小，计划行术前栓塞术，以减少出血风险。

【初步治疗和影像学检查】

经左桡动脉行左肾动脉造影术进行初步检查发现，靶病变没有清晰的血流供应。左侧肾包膜动脉分出的肾上腺动脉分支内可见一小圆形暗影，认为是肿瘤血供。试图对病灶行栓塞术，但导管会自发地滑出所选血管分支，且经过多次尝试后，导管只能短暂的置入靶血管中。在导管再次滑出之前，先注入 1/20 的栓塞微球（所选用的栓塞微球大小为 100～300μm）。之后未进行进一步的栓塞治疗，并且决定在 CT 引导下行冷冻消融术。由于呼吸基线状况不佳，患者随后进行了选择性气管插管。将患者呈俯卧位置于 CT 扫描仪下，然后使用 4 根 IceForce 探针（Galil Medical Inc., Arden Hills, MN, USA）通过左后侧壁插入目标肿瘤。冷冻消融术以 2 个 10min 的冷冻周期和 1 个 8min 的解冻周期进行。结束后拔出探针。

【手术中遇到的问题】

手术过程中，出现了中等大小的腹膜后血肿。血肿大小在手术结束时保持稳定，患者在整个手术过程中血流动力学稳定。手术结束后，患者被送往麻醉恢复室进行拔管。随后，患者出现严重低血压症状，需要注射血管活性药。由于患者病情不稳定，无法进行后续 CT 扫描。推测是因为腹膜后出血加重，随后，患者重新气管插管，并送回介入放射治疗室行血管 DSA 造影术和栓塞术。

【术后并发症】

低血压和血流动力学不稳定，推测与腹膜后出血加重有关（图 3-17 至图 3-20）。

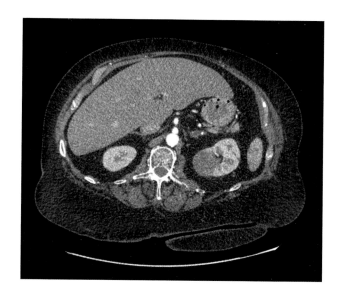

◀ 图 3-17　治疗前腹部增强 CT 扫描显示右肾上极可见 1 个圆形低密度肿块

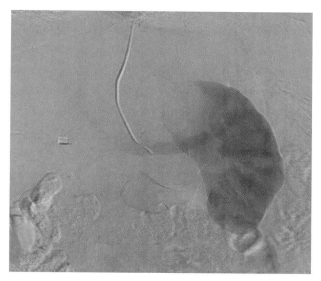

◀ 图 3-18　随后的血管造影术显示右肾上极肿块的血供不足

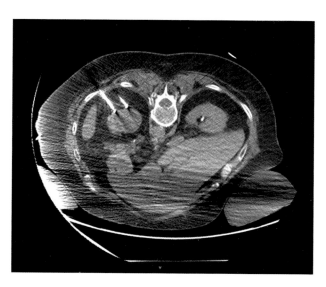

◀ 图 3-19　腹部 CT 平扫显示 2 根平行的冷冻消融探针位于右肾上极肿块内（患者呈俯卧位）

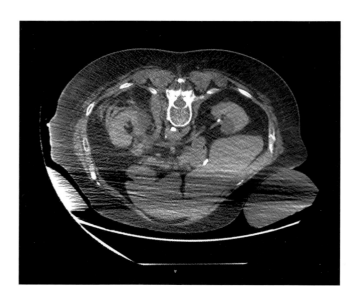

◀ 图 3–20　消融术后腹部 CT 扫描显示消融后血肿的最终范围（患者呈俯卧位）

你会怎么做？

注意：

_____

_____

_____

_____

_____

_____

_____

_____

_____

_____

_____

【可行的并发症处理方案】

- 使用微导管超选择至责任血管后，行选择性弹簧圈栓塞术。

- 备选栓塞剂：栓塞胶、大颗粒栓塞剂、吸收性明胶海绵。

- 外科手术（血管内治疗方案失败时）。

【最终并发症处理】

经主动脉、左肾动脉、左膈下动脉、左上腰动脉、左下肋间动脉，以及左肾包膜动脉分支血管造影术，未见活动性出血。使用大小为 100~300μm 的栓塞微球（Merit Medical，Jordan，UT，USA）对左肾包膜动脉分支行经验性栓塞术。经栓塞术后 CT 扫描，与消融术中扫描影像相比，未见血肿扩大，否定了最初关于低血压症系由出血加重引起的假设。次日，患者拔管后出院，无任何异常。

【并发症分析】

经初步血管造影术，可见包膜动脉的一个小分支为小圆形肿瘤提供血液供应。当时认为该肿瘤是患者大肾细胞癌的一个组成部分（图 3-21 和图 3-22）。

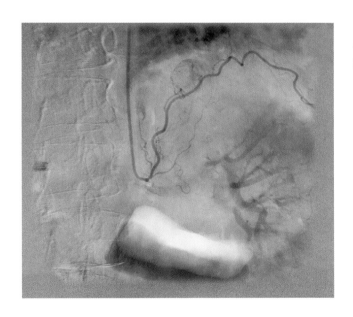

◀ 图 3-21　血管造影术显示疑为目标肿瘤的包膜动脉

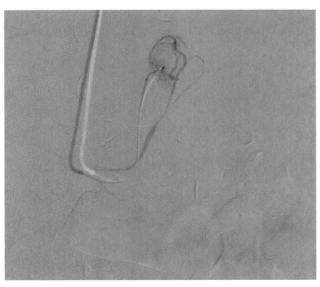

◀ 图 3-22　在 X 线透视引导下注射微球

然而，经术后分析，病灶位于患者已知的左肾上腺结节，其栓塞可能导致肾上腺素分泌过低，并引起低血压。或者，病情发作可能与麻醉有关。

【预防策略及注意事项】

考虑乏血供肿瘤栓塞治疗的合理性（图 3-23 和图 3-24）。

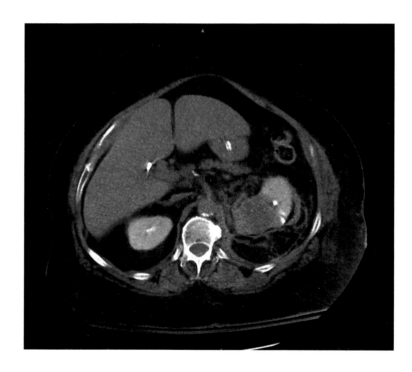

◀ 图 3-23　腹部 CT 平扫显示消融后血肿和肾周炎症变化

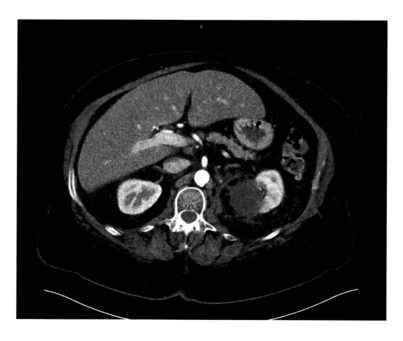

◀ 图 3-24　术后 1 个月随访，上腹部增强 CT 扫描显示右肾上极的消融腔内周围间隔内渗出显著改善

拓 展 阅 读

[1]　Schmit GD, Schenck LA, Thompson RH, et al. Predicting renal cryoablation complications: new risk score based on tumor size and location and patient history. Radiology. 2014; 272(3):903–910

[2]　Chen JX, Guzzo TJ, Malkowicz SB, et al. Complication and readmission rates following same-day discharge after percutaneous renal tumor ablation. J Vasc Interv Radiol. 2016; 27(1):80–86

[3]　Atwell TD, Carter RE, Schmit GD, et al. Complications following 573 percutaneous renal radiofrequency and cryoablation procedures. J Vasc Interv Radiol. 2012; 23(1): 48–54

（六）前纵隔穿刺术后纵隔出血和胸腔积血

【病例概述】

患者男性，48 岁，计划行前纵隔肿块穿刺活检术。无其他并发症。

【初步治疗和影像学检查】

利用 18G 针同轴活检系统，通过胸骨旁入路行 CT 引导下经皮穿刺活检术。

【手术中遇到的问题】

患者在治疗过程中出现心动过速和低血压症状。

【术后并发症】

胸部 CT 扫描显示纵隔出血和胸腔积血（图 3-25 至图 3-28）。

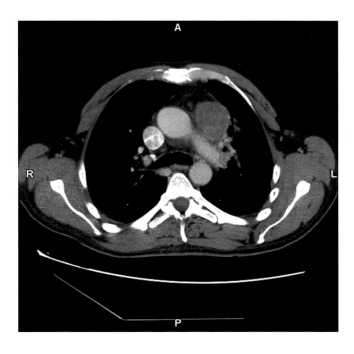

◀ 图 3-25　胸部增强 CT 扫描显示介入治疗前的前纵隔肿块

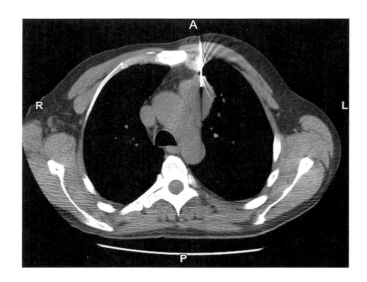

◀ 图 3-26　CT 引导下前纵隔肿块经皮穿刺活检术，显示同轴活检系统，通过胸骨旁入路到达肿块

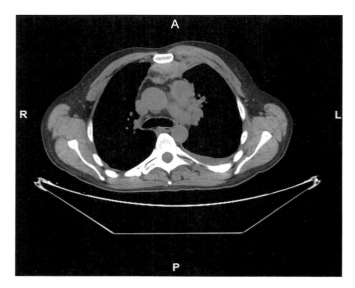

◀ 图 3-27　术后胸部 CT 扫描显示纵隔血肿和左侧胸腔少量积血

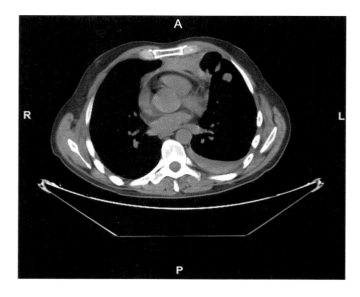

◀ 图 3-28　术后胸部 CT 扫描显示纵隔血肿和左侧胸腔积血的范围

你会怎么做？

注意：

_____

_____

_____

_____

_____

_____

_____

_____

_____

_____

_____

_____

_____

【可行的并发症处理方案】

- 保守治疗。

- 使用吸收性明胶海绵、栓塞胶、大颗粒或微导管钢圈对责任血管行选择性栓塞术。

- 外科结扎术（血管内治疗方案失败时）。

【最终并发症处理】

患者接受了保守治疗。

【并发症分析】

活检针损伤了内乳动脉，导致出血。出血也有可能源于肿块本身或胸膜。

【预防策略及注意事项】

- 活检术前应进行增强 CT 扫描或磁共振检查。需仔细进行解剖评估，以确定毗邻血管病变。

- 对于血管病变，应使用小直径活检针，以将血管损伤和出血的风险降至最低。

- 贴近胸骨于血管内侧或于血管外侧进针，以保护内乳血管。

- 在手术过程中注射对比剂有助于更好地确定解剖结构并区分淋巴结和脉管系统。

- 术后应对患者观察 1~3h。

拓展阅读

[1] Barker JM, Sahn SA. Opacified hemithorax with ipsilateral mediastinal shift after transthoracic needle biopsy. Chest. 2003; 124(6):2391–2392

[2] Giron J, Fajadet P, Senac JP, Durand G, Benezet O, Didier A. [Diagnostic percutaneous thoracic punctures. Assessment through a critical study of a compliation of 2406 cases]. Rev Mal Respir. 1996; 13(6):583–590

[3] Berquist TH, Bailey PB, Cortese DA, Miller WE. Transthoracic needle biopsy: accuracy and complications in relation to location and type of lesion. Mayo Clin Proc. 1980; 55(8):475–481

（七）经皮穿刺肺活检术后咯血

【病例概述】

患者 75 岁，免疫功能低下，既往慢性呼吸困难。胸部常规 X 线片及后续 CT 增强检查显示左纵隔旁肿块，考虑肺结核可能。

【初步治疗】

采用 18G 同轴活检针行 CT 引导下经皮肺穿刺活检（图 3-29）。

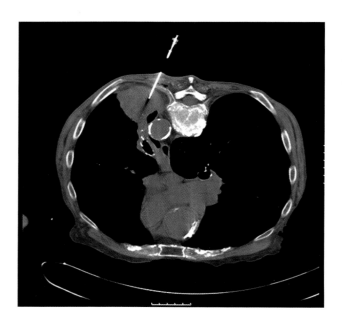

◀ 图 3-29　CT 引导下采用同轴穿刺针进行肺穿刺活检术，活检针尖位于左侧脊柱旁肿瘤内

【手术中遇到的问题】

在活检后的治疗过程中患者出现咯血症状。

【影像学检查】

立即进行胸部 CT 血管造影，显示左肺叶底段可见 1 个左下叶节段性肺动脉假性动脉瘤。

【术后并发症】

穿刺诊疗可能导致肺动脉损伤，该名患者为经皮穿刺活检中出现了左侧肺段的肺动脉损伤，进而导致假性肺动脉瘤（图 3-30 至图 3-32）。

你会怎么做？

注意：

_____

_____

_____

_____

_____

_____

_____

_____

_____

_____

_____

_____

_____

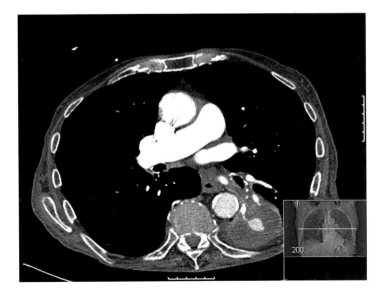

◀ 图 3-30　CT 血管造影显示左侧下叶节段肺动脉假性动脉瘤

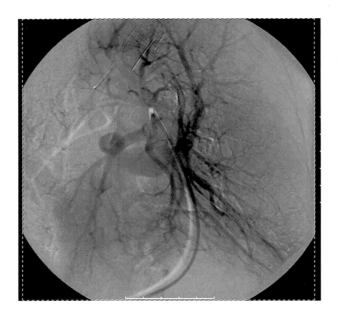

◀ 图 3-31 血管造影示左下叶节段肺动脉囊状扩张，为肺动脉动脉瘤

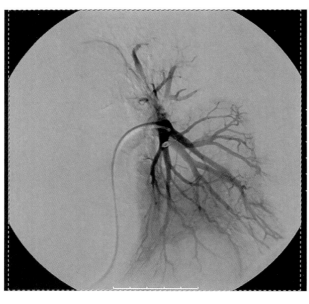

◀ 图 3-32 左侧总基底动脉血管造影显示，左侧下叶节段性假性动脉瘤已被弹簧圈完全栓塞

【可行的并发症处理方案】

采用吸收性明胶海绵、组织胶或弹簧圈栓塞动脉瘤。

【最终并发症处理】

首先进行选择性血管造影以确定假性动脉瘤的解剖位置，然后在假性动脉瘤囊内填充微弹簧圈进行假性动脉瘤栓塞。最后，实现了假性动脉瘤囊的完全闭塞。

【并发症分析】

在经皮穿刺肺活检术中，一支肺动脉受损，导致进展为假性动脉瘤。

【预防策略及注意事项】

穿刺针拔出后，应立即进行横断面 CT 扫描，了解是否发生并发症；术后监测患者的生命体征≥ 2h，以除外迟发性并发症。

拓展阅读

[1] Hwang EJ, Park CM, Yoon SH, Lim HJ, Goo JM. Risk factors for haemoptysis after percutaneous transthoracic needle biopsies in 4,172 cases: Focusing on the effects of enlarged main pulmonary artery diameter. Eur Radiol. 2018; 28(4):1410–1419

[2] Heerink WJ, de Bock GH, de Jonge GJ, Groen HJ, Vliegenthart R, Oudkerk M. Complication rates of CT-guided transthoracic lung biopsy: meta-analysis. Eur Radiol. 2017; 27(1):138–148

[3] Tai R, Dunne RM, Trotman-Dickenson B, et al. Frequency and severity of pulmonary hemorrhage in patients undergoing percutaneous CT-guided transthoracic lung biopsy: singleinstitution experience of 1175 cases. Radiology. 2016; 279 (1):287–296

（八）胆道引流后迟发性出血

【病例概述】

患者女性，70 岁，既往患有胰腺癌但无法切除。患者因黄疸、发热、腹部钝痛急诊入院。CT 扫描显示胰腺钩突部位有 1 个 2cm 病变，包绕肠系膜上动脉，与十二指肠的第Ⅲ段界限不清，压迫十二指肠乳头伴肝内外胆道扩张（图 3-33）。实验室检查显示多个超标值，包括胆红素（12mg/dl），肝脏酶学指标（特别是 GGT：320U/L，正常值 12～48U/L），肿瘤标志物 CA19-9（800U/ml，正常值＜ 35U/ml）。

【初步治疗】

为减轻胆汁淤积，超声引导下穿刺第Ⅲ段胆管放置 1 个 8F 内外引流管（图 3-34），引流管头端通过十二指肠乳头狭窄处进入十二指肠。

【手术中遇到的问题】

术后未出现急性并发症。特别是淀粉酶 / 脂肪酶水平保持在正常范围时。胆红素值逐渐降低，4 天后出院（胆红素为 3mg/dl）。

【影像学检查】

通过超声了解引流进展情况。如果由于肠内空气等伪影而导致信息有限，将安排 CT 增强检查。

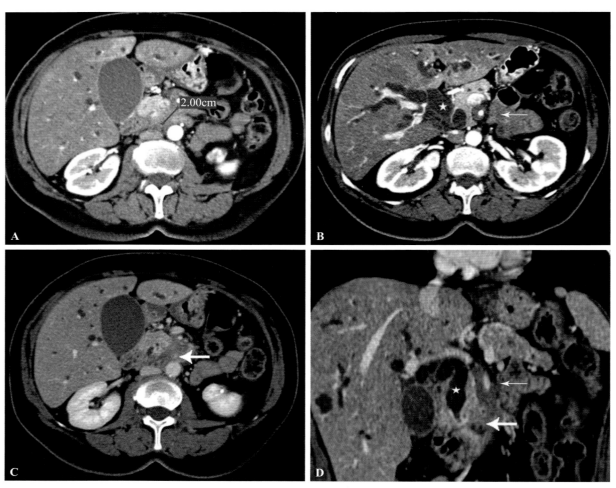

▲ 图 3–33　**A. CT 显示胰腺钩突的 2cm 病变（红箭）；B. 肠系膜上动脉近端束包绕 3cm（细箭）；C. 与十二指肠的第Ⅲ段界限不清（粗箭）；B 和 D. 肝内外胆道扩张（★）**

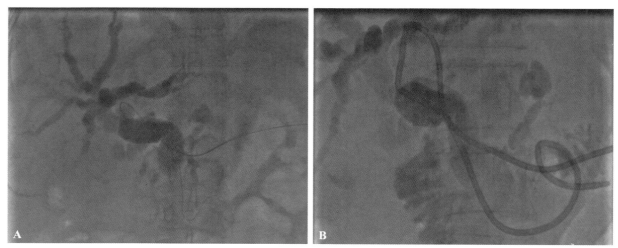

▲ 图 3–34　**8F 导管胆道内外引流术**
用硬导管通过乳头状狭窄（A）并通过术后造影评估引流管位置是否正确（B）

【术后并发症】

术后 2 周，由于肝酶升高，内 – 外引流先用 10F，然后用 12F。

术后 1 个月，患者因大出血被送进急诊室。实验室检查显示血红蛋白水平低（8g/dl，正常值 3.5～17.5g/dl）。

你会怎么做？
注意：

【可行的并发症处理方案】

- 保守治疗（监测，每 6 小时进行 1 次血红蛋白评估）。
- CT 评估。
- 复查并最终更换胆道引流。
- 手术治疗。

【最终并发症处理】

胆道造影评估：在引流管拔除过程中，发现血液直接涌出，经鞘注射对比剂显示动脉瘘。

采用 5F 反弯导管插管至腹腔干动脉，使用 3F 微导管插至第Ⅳ段肝动脉并造影，可见胆道与肝段动脉相通。采用可吸收性明胶海绵和可控弹簧圈栓塞动脉胆管瘘。

术后放置 14F 胆道外内引流管（图 3–35）。

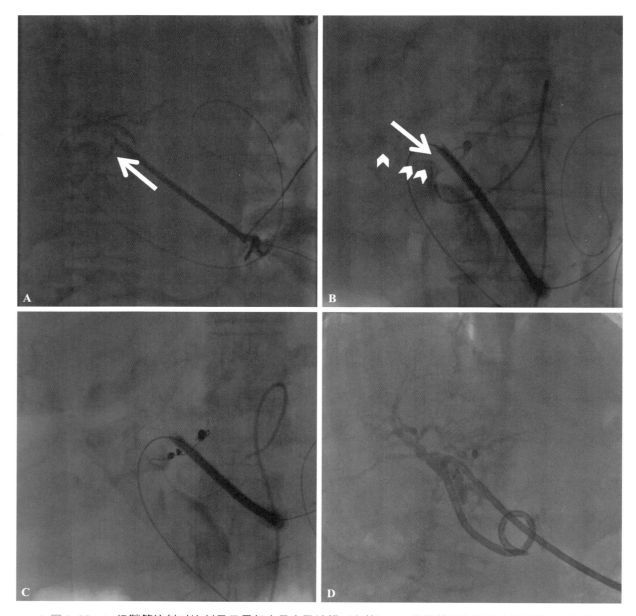

▲ 图 3-35　**A.** 经鞘管注射对比剂显示局部大量充盈缺损（白箭）；**B.** 微导管置入肝动脉第Ⅳ段后（白箭）证实有小动脉出血，可见胆管系统显影（箭头）提示与胆管相通；**C.** 影像显示弹簧圈栓塞后无活动性出血；**D.** 手术后，放置了 1 个 14F 胆道内外引流管

【并发症分析】

经皮胆道引流管放置后继发的医源性损伤非常罕见，通常于术后 1~7 天出现；相反，血管出血为晚期并发症，唯一的症状可能就是持续性胆道出血。

胆道出血可能是由于动脉或静脉损伤所致。放射介入科医师均可采用栓塞技术（使用吸收性明胶海绵和弹簧圈）栓塞高危血管，其他的选择是球囊填塞或支架置入。侵入性动脉栓塞可能导致血管损伤，尤其是在门静脉阻塞的情况下，因此放射介入科医师应意识到这一并发症的可能。

【预防策略及注意事项】

细致随访患者是至关重要的，经皮胆道引流引起的医源性损伤是罕见的，通常发生在手术后1～7天。

拓展阅读

[1] Ernst O, Sergent G, Mizrahi D, Delemazure O, L'Herminé C. Biliary leaks: treatment by means of percutaneous transhepatic biliary drainage. Radiology. 1999; 211(2):345–348

[2] Born P, Rösch T, Sandschin W, Weiss W. Arterial bleeding as an unusual late complication of percutaneous transhepatic biliary drainage. Endoscopy. 2003; 35(11):978–979

[3] Lynskey GE, Banovac F, Chang T. Vascular complications associated with percutaneous biliary drainage: a report of three cases. Semin Intervent Radiol. 2007; 24(3):316–319

（九）CT 引导下肝穿刺活检出血

【病例概述】

患者男性，74 岁，右肝叶 10cm 病灶，涉及第 V、第 VI 肝段，为明确诊断，计划行 CT 引导下的肝病变穿刺活检术。根据病史及实验室检查，怀疑为肝细胞癌。CT 诊断增强扫描显示为低密度病变，内部有部分增强的血管影（图 3-36）。横断面 MR T_1WI 显示病变范围扩大，达到肝包膜。病灶的高信号提示为出血（图 3-37）。

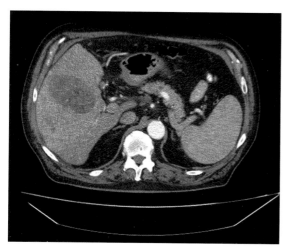

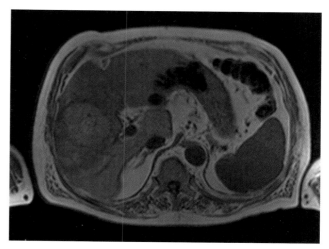

▲ 图 3-36　横断面增强 CT 显示右肝叶 1 个 9cm 低密度病灶，周围有 1 个高密度区域，累及第 VI 肝段大部。病变接近肝包膜，但未穿透包膜

▲ 图 3-37　MRI 横断面 T_1WI 显示右肝叶病灶，与 CT 相比，病灶明显增大。未见周围结构明显（如血管和肝包膜）受侵犯或穿孔

【初步治疗】

尚无进行任何治疗。诊疗计划第一步就是明确诊断，以便为患者提供进一步的个性化治疗方案。

10ml 1% 盐酸普鲁卡因局部麻醉下行诊断性穿刺活检术，右侧身体抬高 45°，以方便经腋后线进行穿刺。经皮肤小切口插入 16G（长度 6cm）穿刺同轴套管针（QuickCore Biopsy Needle Set，Cook，Bloomington，IN，USA），检查位置合适后，插入 18G（长度 9cm）穿刺活检针，完成 5 次活检取样。

【手术中遇到的问题】

最后一次活检针置入活检后，同轴套管针出现了动脉性出血。

【影像学检查】

最初没有为处理出血并发症进行任何影像规划。

【术后并发症】

诊断性肝穿刺出血。

你会怎么做？

注意：

_____

_____

_____

_____

_____

_____

_____

_____

_____

_____

_____

【可行的并发症处理方案】

腹股沟股动脉穿刺完成肝动脉插管造影术，在同侧股总动脉内置入 4F 鞘管，使用 4F Cobra 导管置入腹腔干，行诊断性血管造影术以观察潜在的出血可能，若发现出血来自肝右动脉分支，可以通过同轴放置的微导管进行栓塞治疗（弹簧圈、组织胶、栓塞颗粒）。

使用吸收性明胶海绵通过同轴套管针栓塞直到出血停止。

外科腹腔镜评估和治疗潜在的出血来源。

【最终并发症处理】

使用吸收性明胶海绵通过同轴套管针栓塞直到出血停止。

【并发症分析】

在穿刺和活检过程中，门静脉分支或肝动脉分支受损，导致插入的套管针持续性出血。由于恶性病变与肝包膜之间几乎没有正常的肝组织，因此腹腔出血的风险略高于两者之间存在正常肝组织情况。

【预防策略及注意事项】

- 使用穿刺器械时要小心，穿刺路径最好选用能够通过一些正常的肝脏组织再到达病变部位的方法。这样可以在血管损伤的情况下，避免通过穿刺通道出现明显出血的情况。因为在发生轻微的低压出血时，正常组织可以很快封闭该通道。
- 当穿刺针出血时，保持穿刺针位置稳定，机械封闭穿刺通道。出院前，应通过超声或 CT 检查穿刺部位是否有出血并发症（血肿、腹腔内积液）。
- 最重要的是要树立这样的理念：肝脏穿刺活检中是有可能发生出血、气胸和内脏刺伤等并发症的，并需要处理。

拓 展 阅 读

[1]　van Beek D, Funaki B. Hemorrhage as a complication of percutaneous liver biopsy. Semin Intervent Radiol. 2013; 30(4):413–416

[2]　Sandrasegaran K, Thayalan N, Thavanesan R, et al. Risk factors for bleeding after liver biopsy. Abdom Radiol (NY). 2016; 41(4):643–649

[3]　Kennedy SA, Milovanovic L, Midia M. Major bleeding after percutaneous image-guided biopsies: frequency, predictors, and periprocedural management. Semin Intervent Radiol. 2015; 32(1):26–33

（十）肝癌射频消融治疗后出血

【病例概述】

患者女性，80 岁，拟行经皮热消融治疗第 Ⅱ 肝段被膜下肝细胞癌（图 3–38）。肝功能分级为 Child B 级，无其他并发症。术前进行实验室检查，特别是凝血功能检查，检查结果正常。

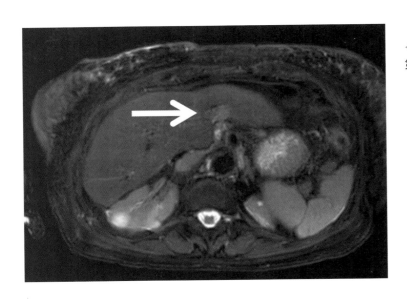

◀ 图 3-38　MRI T₂WI 脂肪抑制序列显示第 Ⅱ 第肝段高信号结节状病变（白箭）

【初步治疗】

患者拟行肝癌射频消融术（RFA）。在局部麻醉下行超声实时引导下射频消融术。尽可能努力减少穿透肝包膜并在穿刺过程中经过足够的正常肝实质后，对针道也进行消融。

【手术中遇到的问题】

手术过程中无并发症发生，肿瘤完全坏死。

【影像学检查】

3h 后行增强 CT 显示肝左叶后方的血管受损，出现活动性大出血（图 3-39），提示病灶破裂可能。

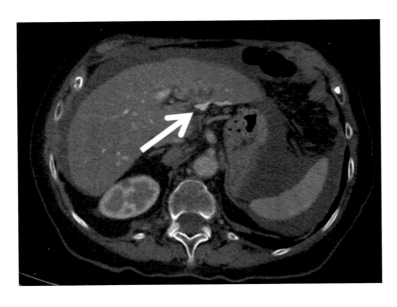

◀ 图 3-39　增强 CT 显示消融部位后方腹腔内对比剂渗出（白箭），腹腔内大量低密度阴影说明可能出现出血

你会怎么做？

注意：

_____

_____

_____

_____

_____

_____

_____

_____

_____

_____

_____

【可行的并发症处理方案】

- 输血。

- 肝动脉栓塞。

- 手术。

【最终并发症处理】

急诊经股动脉入路行诊断性肝动脉造影（图 3-40）和治疗。发现出血点后（图 3-41）立即用微弹簧圈进行经动脉栓塞（图 3-42）。临床症状和实验室数据的改善说明出血已停止。

【并发症分析】

出血是射频消融术中最常见的并发症之一。出血与多个因素有关。病例中最重要的危险因素是病灶的位置。病灶位于肝包膜下，靠近由于消融电极机械性损伤了邻近的主要血管。医生进行射频消融时必须注意病灶的定位，必须认识到可能性出血的可能性和治疗。

【预防策略及注意事项】

应在射频消融前进行凝血障碍的筛查。

如果病变位于肝包膜下，要小心操作，尽量减少穿透肝包膜的次数。

术中必须准确监测血流动力学参数。

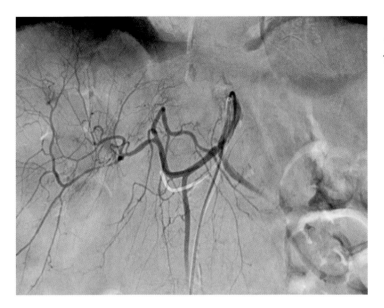

◀ 图 3-40　选择性数字减影血管造影未显示任何出血的直接征象

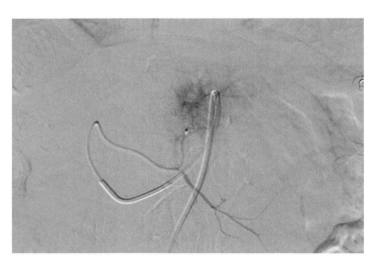

◀ 图 3-41　超选择性置管消融部位，有直接的出血征象

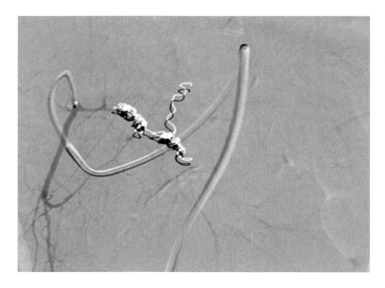

◀ 图 3-42　栓塞后血管造影显示多个弹簧圈放置在活动性出血部位

尽管有些中心采用超声造影进行即时的术后评估，但增强 CT 仍然是发现和评估术后出血的首选方式。

拓展阅读

[1] Rhim H, Yoon KH, Lee JM, et al. Major complications after radiofrequency thermal ablation of hepatic tumors: spectrum of imaging findings. Radiographics. 2003; 23(1):123–134, discussion 134–136

[2] Rhim H. Complications of radiofrequency ablation in hepatocellular carcinoma. Abdom Imaging. 2005; 30(4):409–418

[3] Park JG, Park SY, Tak WY, et al. Early complications after percutaneous radiofrequency ablation for hepatocellular carcinoma: an analysis of 1,843 ablations in 1,211 patients in a single centre: experience over 10 years. Clin Radiol. 2017; 72(8):692.e9–692.e15

（十一）肺部射频消融后胸膜大出血

【病例概述】

患者男性，57 岁，结直肠癌肺转移，20 个月前在腔镜下接受胸部楔形切除右上叶单侧肺转移灶。患者 8 个月前在 CT 引导下对右下叶的 1 个 12mm 孤立性肺转移灶行射频消融治疗。随访 CT 显示右下叶有瘢痕（白箭）及肺转移新部位（红箭；图 3-43）。多学科会诊后决定再次行射频消融术。

【初步治疗】

全身麻醉俯卧位行肺肿瘤射频消融术。CT 引导下，一次性穿刺成功后，置入 LeVeen 射频电极（Boston Scientific，Nattick，MA，USA）（图 3-43）。

【手术中遇到的问题】

射频消融术治疗结束后，患者仰卧位扫描，见胸腔积液；观察 10min 后，行第 2 次 CT 扫描，此时血压下降，心率加快（图 3-44）。

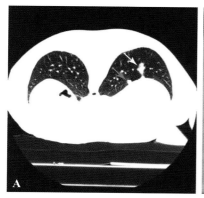
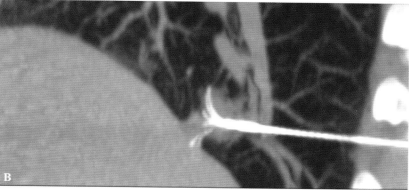

▲ 图 3-43　A. 俯卧位 CT 示 8 个月前经治疗的转移灶射频消融区（白箭）和新转移灶（红箭）；B. 俯卧位 CT 显示 LeVeen 射频针置入靶转移灶

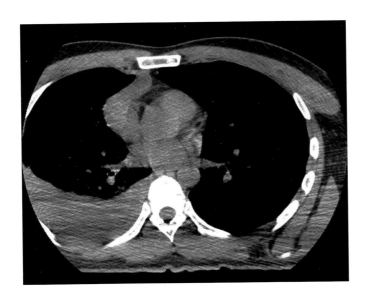

◀ 图 3-44　仰卧位 CT 示右侧大量胸腔积液

【术后并发症】

大量的胸腔出血。

你会怎么做?

注意：

_____

_____

_____

_____

_____

_____

_____

_____

_____

_____

_____

_____

_____

_____

【可行的并发症处理方案】

- 注意随访。

- 胸腔引流。
- 肺动脉造影。
- 支气管动脉造影。
- 肋间动脉造影。

【最终并发症处理】

在同一房间（DSA-CT 杂交手术室）行血管造影，穿刺点附近的右肋间分支（图 3–45A，箭）行置入导管。数字减影血管造影显示对比剂外渗至胸膜腔（图 3–45B，箭）。

运用弹簧圈夹心法栓塞（图 3–45C，白箭）止血（图 3–45C，黑箭）。

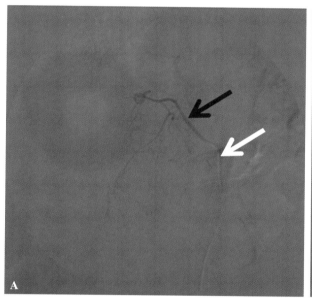
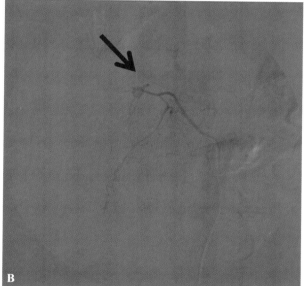
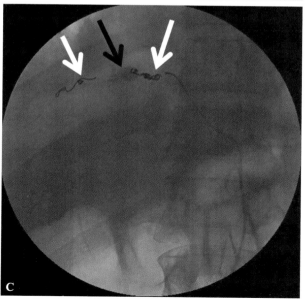

▲ 图 3–45　A. 肋间动脉数字减影血管造影（黑箭），使用的是 5F 导管（白箭）；B. 造影晚期显示对比剂外渗（黑箭）；C. 输送微弹簧圈的微导管仍位于肋间动脉近端时，流入点（内侧白箭）和流出点（外侧白箭）栓塞后再次造影，弹簧圈间的动脉段对比剂外溢说明动脉损伤（黑箭）

然后用 26F 导管进行胸膜引流，并吸出 700ml 凝固的血液（强调需要较大直径的引流导管）。患者于重症监护室治疗 48h 后康复，并于治疗后第 4 天出院。

【并发症分析】

穿刺时损伤肋间动脉，造成胸膜出血。

【预防策略及注意事项】

在肺或胸膜间隙行诊断性或治疗性穿刺时，可能会意外刺穿肋间动脉。CT 出现快速增加的胸腔积液时，都必须进行血管造影，必要时行介入栓塞治疗。椎旁穿刺损伤肋间动脉的危险较大。在这类情况下，肋间动脉于肋骨间的走行没有肋骨外侧或前部的保护。在本次并发症的介入治疗中，导丝的曲线是在肋间动脉的近端部分（黑箭），这意味着它在肋骨和动脉之间走行，途中易在此水平发生意外刺伤的风险。而在其远端或外周部分肋下动脉走行，途径低于肋骨下缘（白箭），意外刺伤的风险要低得多，尤其是在肋骨边缘上方进行穿刺时（图 3-46）。当需要在椎旁进行肋间穿刺时，一个可能有效的选择是在穿过肌肉时使用钝针，以减少伤害肋间动脉的风险。

拓展阅读

[1] McAllister M, Lim K, Torrey R, Chenoweth J, Barker B, Baldwin DD. Intercostal vessels and nerves are at risk for injury during supracostal percutaneous nephrostolithotomy. J Urol. 2011; 185 (1):329–334

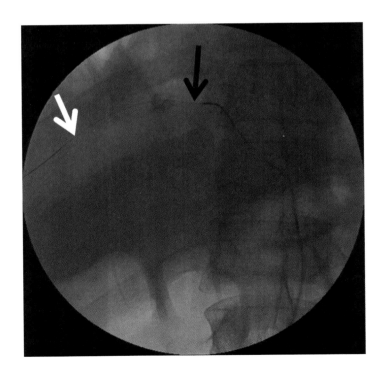

◀ 图 3-46　置入肋间动脉的导丝显示肋间动脉的走行。中 / 近端部分位于肋间隙中间（黑箭），因为没有骨标志物可以帮助穿刺，存在穿刺损伤危险。肋间动脉的远端 / 外周部分位于肋骨下（白箭），当以肋骨上缘的下部作为穿刺点时，动脉受到较好的保护

[2] Li BQ, Ye B, Chen FX, et al. Intercostal artery damage and massive hemothorax after thoracocentesis by central venous catheter: a case report. Chin J Traumatol. 2017; 20(5):305–307

[3] Lai JH, Yan HC, Kao SJ, Lee SC, Shen CY. Intercostal arteriovenous fistula due to pleural biopsy. Thorax. 1990; 45(12):976–978

（十二）肝转移瘤微波消融术后迟发性出血

【病例概述】

患者男性，65 岁，结肠癌肝转移，既往肝脏切除史，全身及肝动脉泵（HAIP）化疗，常规 CT 检查显示肝左叶手术切除边缘有新的 20mm×23mm×30mm 病灶。在多学科讨论后，认为该患者适合微波消融术。

【初步治疗】

依据临床常规，患者在全麻下行经皮微波消融治疗。该手术要求消融灶应包含肿瘤及 1cm 以上的最小消融边缘。由于肿瘤为具有摄取 FDG（氟代脱氧葡萄糖）的特性，拟采用分剂量 ^{18}F-FDG PET/CT 引导进行肿瘤定位、放置微波消融天线和成功消融术后的即刻评估（图 3–47）。

经过仔细的影像学分析，使用 3 个 Neuwave PR 15 电极（Ethicon，Madison，Wisconsin，USA）进行了 3 次重叠消融，并对结肠进行了实时预防性水隔离。每次消融治疗的功率为 65W，时间为 6min（2 个电极进行 2 次重叠消融，3 个电极进行第 3 次重叠消融），在预期的消融边缘进行温度监测（直到达到 70℃，图 3–48）。

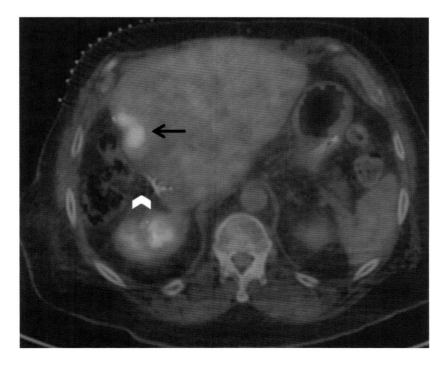

◀ 图 3–47　消融前行 ^{18}F-FDG PET/CT 检查。沿着切除边缘（黑箭）可发现 FDG 浓聚的肿瘤区。肝旁可见大肠弓状突起（白箭头）

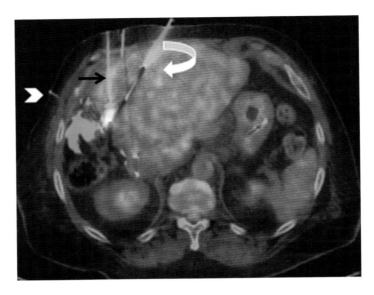

◀ 图 3-48 置入微波消融针消融后进行术中 ^{18}F-FDG PET/CT 成像。右肝切除术后复发的肿瘤位于原手术边缘。肿瘤区域有 **3** 个微波针，其中 **2** 个平行分布（黑箭）。温度探针放置在肿瘤边缘，用于温度监测（白弯箭）。在肝旁的右上象限放置一根穿刺针，用 **1∶10** 的对比剂和生理盐水（白箭头）在远离消融区的结肠旁进行水分离

消融前和消融后的活检按临床研究机构的规范进行，样本来自消融区中心、消融区边缘以及电极部位。均表明微波消融后无肿瘤组织存活。

【手术中遇到的问题】

无术中问题。患者微波消融治疗成功。消融后立即行 ^{18}F-FDG PET/CT（图 3-49）和三期增强 CT 扫描均显示肿瘤完全消融，消融区大小为 60mm×45mm×50mm。

【影像学检查】

患者在消融后 4～6 周进行腹部多期 CT 增强扫描，以确认消融技术是否成功 / 消融是否完全。并作为未来影像评估的新基础。

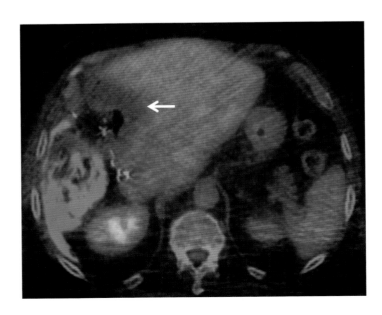

◀ 图 3-49 消融后立即成像评价消融技术是否成功。分剂量 ^{18}F-FDG PET/CT 显示，在先前的 FDG 浓聚的肿瘤区无代谢摄取，中央有气体聚集，与肿瘤脱水有关（白箭）

【术后并发症】

　　术后 3 周，患者因右上腹部疼痛被送至放射介入科门诊，疼痛放射到背部。患者血红蛋白浓度低（8.6g/dl，基线水平 12.3g/dl），轻度血小板减少（$136 \times 10^3/mm^3$），白细胞计数降低（$4600/mm^3$）。当下进行 CT 增强扫描，显示消融区内有 1 个 50mm 假性动脉瘤，伴活动性出血（图 3–50）。

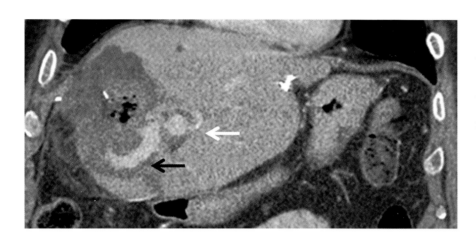

◀ 图 3–50　患者主诉腹痛后，行增强 CT 扫描冠状位重建。白箭表示肝动脉分支的假性动脉瘤形成。黑箭示活动性动脉出血，并进入原消融区。该区域明显比手术当天更大

你会怎么做？

注意：

_____

_____

_____

_____

_____

_____

_____

_____

_____

_____

_____

_____

_____

【可行的并发症处理方案】

- 假性动脉瘤和供血血管的栓塞。

- 放置覆膜支架隔离假性动脉瘤。

- 保守观察方法，密切监测血红蛋白、血细胞比容和生命体征；然而，在活动性出血的情况下，是不可取的。

- 经皮或经导管在假性动脉瘤内注射凝血酶。

【最终并发症处理】

患者被转移至医院，接受了诊断性血管造影和栓塞。

采用 5F Simmons-2 导管（Angiodynamic，Latham，NY，USA）对腹腔干动脉和肝固有动脉进行数字减影血管造影（DSA）。此外，使用 Renegade 微导管（Boston Scientific，Marlborough，MA，USA）在肝动脉第Ⅳ段和Ⅱ / Ⅲ段动脉内进行超选择性 DSA 检查。在肝动脉第Ⅳ段发现对比剂多灶性外渗（图 3-51）。使用 Nester 弹簧圈（Cook Medical，Bloomington，IN，USA）进行栓塞，包括 7 个 4mm×7cm 弹簧圈，5 个 3mm×7cm 弹簧圈，2 个 6mm×7cm 弹簧圈，以及 1 个 2mm×4cm 可分离的 Ruby 弹簧圈（Penumbra，Bloomington，IN，USA），直至栓塞止血成功。通过弹簧圈栓塞假性动脉瘤的供血血管，患者成功治愈。在微波消融后 2 年的最后一次随访中，患者仍存活，消融区和肝脏外未发现局部肿瘤进展。

【并发症分析】

邻近血管和胆管受损虽然罕见，但却是众所周知的热消融术并发症。根治性消融应该在肿瘤周边产生 ≥ 5mm 的消融边缘（理想标准为 10mm）。该患者的病灶位置特殊且病灶直径较大

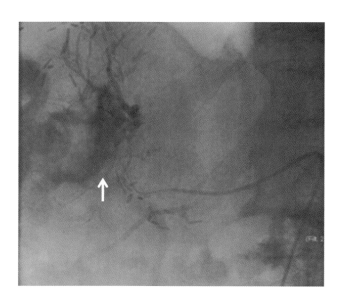

◀ 图 3-51　选择性 DSA 造影显示肝动脉第Ⅳ段消融区内对比剂多灶性外渗（白箭）。使用弹簧圈栓塞，直至完全止血

（＞ 3cm），这些因素增加了微波消融后并发症发生的风险。虽然患者的并发症得到成功的处理且在最后 2 年的随访中患者仍存活，但该位置很有挑战性，需要特殊的操作。在这种情况下，可以考虑动脉腔内治疗来代替消融治疗，例如，^{90}Y 放射性节段栓塞术或 DEBI-RI TACE（载 100mg 伊立替康微球）。尽管对这种治疗方法的长期效果不如热消融术。

【预防策略及注意事项】

行经皮消融术治疗继发性肝恶性肿瘤时，最小的消融边缘必须＞ 5mm，理想情况是 10mm，以达到长期的局部肿瘤控制效果。

注意使用热消融术（特别是微波消融）治疗大病变（＞ 3cm）时可能增加的并发症风险，尤其是需要多个电极和重叠消融或肝动脉灌注泵（HAIP）化学药物疗法的患者。

对于有挑战性的位置的大的病灶，可考虑 ^{90}Y 放射节段栓塞术或 DEBRI TACE 来代替消融，尽管这类治疗的长期效果没有热消融术研究得那么透彻。

拓 展 阅 读

[1] Liang P, Wang Y, Yu X, Dong B. Malignant liver tumors: treatment with percutaneous microwave ablation—complications among cohort of 1136 patients. Radiology. 2009; 251(3):933–940

[2] Kwon HJ, Kim PN, Byun JH, et al. Various complications of percutaneous radiofrequency ablation for hepatic tumors: radiologic findings and technical tips. Acta Radiol. 2014; 55(9):1082–1092

二、骨水泥外渗

（一）腰椎骨折椎体成形术后骨水泥肺栓塞

【病例概述】

患者男性，80 岁，因单椎体骨质疏松性椎体（L$_3$）压缩性骨折，伴疼痛，计划进行骨水泥成形术 / 椎体成形术 / 后凸成形术等微创治疗。

【初步治疗】

对 L$_3$ 椎体进行椎弓根的椎体后凸成形术。为评估椎旁静脉的回流情况，先行经椎体穿刺血管造影。将穿刺针置于椎体中部，并顺利注射骨水泥；术后透视检查未发现任何栓塞表现。

【手术中遇到的问题】

治疗过程中未发现异常。

【影像学检查】

因怀疑肺部感染，患者术后 3 日进行胸部 X 线片检查。显示右肺上部、中部、下部周边的肺纹理模糊（图 3-52）。

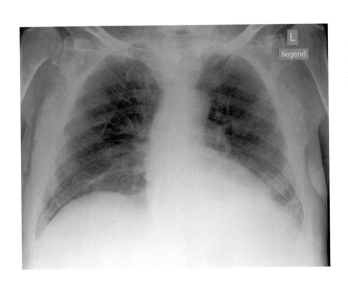

◀ 图 3-52 胸部 X 线片示右肺上部、中部及下部周边肺纹理模糊，考虑由椎体后凸成形术时骨水泥栓塞所致

【术后并发症】

术后 3 日，发现椎体后凸成形术中发生骨水泥肺栓塞。

你会怎么做？

注意：

_____

_____

_____

_____

_____

_____

_____

_____

_____

_____

【可行的并发症处理方案】

无可用方案。

【最终并发症处理】

无须处理。

【并发症分析】

骨水泥外渗是椎体成形术的主要并发症之一，可能导致严重后果，如远端器官栓塞、局部化学损伤或压迫症状。骨水泥可从椎体缺损处、骨皮质断裂处或静脉系统渗出。许多报道也认为椎体皮质骨折是引起骨水泥外渗（CL）的危险因素。有多种能有效降低骨水泥外渗的方法，包括骨水泥注射的时间、注射体积等。如果治疗延迟几天，骨水泥通过皮质缺损处的外渗也将减少。和双侧经皮穿刺相比，单侧穿刺的经皮椎体后凸成形术（PKP）可以减少渗漏的风险。它还更容易控制穿刺针的位置。也应避免针位靠近皮质壁的裂隙。普遍认为高黏度水泥具有低渗漏率和低渗漏体积。应进行术前 CT 扫描，并根据 CT 显示的椎体骨折部位确定术中穿刺针头的位置。更重要的是穿刺针头位置应该远离椎体的后壁骨折处，以避免骨水泥渗漏到椎管中，因为后壁骨折与较高的骨水泥外渗并进入椎管有关。通过终板皮质裂口的骨水泥外渗可能非常快且难停止。严重骨折和双凹型骨折有较高的外渗率，在这些患者中，很难将针头避开骨皮质的裂口。大多数骨水泥外渗是有症状的。将针头远离椎体缺损处，可为骨水泥扩散预留一定安全距离，避免骨水泥外渗。适当的针位可以使球囊在一个安全的地方膨胀，再使用高黏度骨水泥注射可以减少渗漏的发生，虽然水泥还是可能会从多个途径渗漏。

仔细地术前评估和在单侧 PKP 手术期间使用高黏度水泥可以防止严重的渗漏和导致的临床症状。上述病例，注射时骨水泥黏度低且忽视了椎旁静脉丛。然而，该患者无任何临床后遗症，且由于疼痛得到缓解，患者恢复良好。

【预防策略及注意事项】

- 经腰椎穿刺针行椎体血管造影，评估椎旁血管回流情况。
- 评估 CT 以确定骨折的确切位置，针位远离骨折的皮质裂口。
- 注射前检查骨水泥黏度。
- 尽量采用单侧 PKP。

拓 展 阅 读

[1] Lin EP, Ekholm S, Hiwatashi A, Westesson PL. Vertebroplasty: cement leakage into the disc increases the risk of new fracture of adjacent vertebral body. AJNR Am J Neuroradiol. 2004; 25(2):175–180

[2] Walter J, Haciyakupoglu E, Waschke A, Kalff R, Ewald C. Cement leakage as a possible complication of balloon

kyphoplasty—is there a difference between osteoporotic compression fractures (AO type A1) and incomplete burst fractures (AO type A3.1)? Acta Neurochir (Wien). 2012; 154(2):313–319

[3] Nieuwenhuijse MJ, Van Erkel AR, Dijkstra PD. Cement leakage in percutaneous vertebroplasty for osteoporotic vertebral compression fractures: identification of risk factors. Spine J. 2011; 11(9):839–848

[4] Yeom JS, Kim WJ, Choy WS, Lee CK, Chang BS, Kang JW. Leakage of cement in percutaneous transpedicular vertebroplasty for painful osteoporotic compression fractures. J Bone Joint Surg Br. 2003; 85(1):83–89

[5] Ding J, Zhang Q, Zhu J, et al. Risk factors for predicting cement leakage following percutaneous vertebroplasty for osteoporotic vertebral compression fractures. Eur Spine J. 2016; 25(11):3411–3417

（二）椎体骨质疏松性骨折的球囊后凸成形术后终板骨水泥外渗

【病例概述】

患者女性，72 岁，患有类固醇引起的骨质疏松症和多种严重并发症（高血压、冠心病、糖尿病、Basedow 病和类风湿关节炎），因 $L_1 \sim L_3$ 腰椎压缩性骨折致疼痛。椎体活检已排除恶性肿瘤（图 3–53）。

【初步治疗】

球囊后凸成形术。

【手术中遇到的问题】

所有椎体的压缩变形均使用球囊矫正。透视引导下使用水泥强化，发现 L_1 和 L_3 椎体终板外渗（图 3–54）。手术过程顺利，无并发症发生，尤其没有重大并发症，如椎管内骨水泥渗漏、神经系统损伤或主动脉、腔静脉、奇静脉和肺动脉栓塞等。

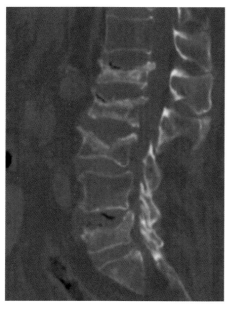

▲ 图 3–53　腰椎非增强 CT 显示 $L_1 \sim L_3$、L_5 压缩性骨折

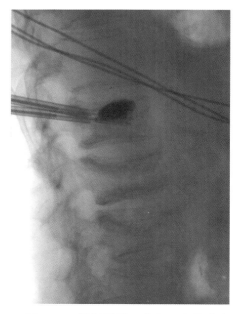

▲ 图 3–54　透视引导下介入，应用球囊矫正压缩变形的椎体

【影像学检查】

X 线、CT 和 MRI 检查。

【术后并发症】

2 个节段椎间盘内有骨水泥渗入（图 3-55 至图 3-57）。

【可行的并发症处理方案】

- 邻近椎体骨折球囊后凸成形术。
- 邻近椎体骨折的椎体成形术。
- 手术治疗。

【最终并发症处理】

采用常规内科的保守治疗后如果疼痛仍然存在，将进一步行 T_{11}、T_{12} 球囊后凸成形术。

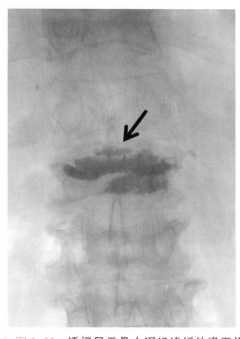

▲ 图 3-55　透视显示骨水泥经终板外渗至椎间盘间隙（黑箭）

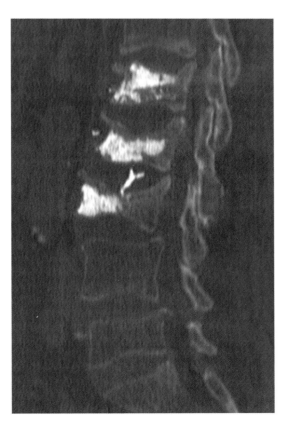

▲ 图 3-56　CT 随访显示骨水泥外溢至 L_1 椎间隙前 1/3 及 L_3 椎间隙中 1/3

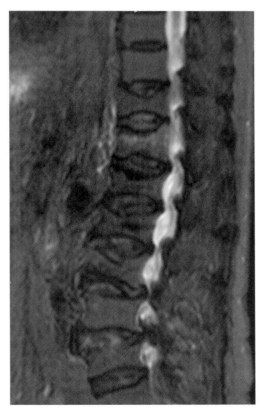

▲ 图 3-57　球囊后凸成形术 3 年后随访 MRI 显示 T_{12} 新鲜压缩性骨折

【并发症分析】

骨水泥渗入椎间盘内导致邻近椎体的骨折。

【预防策略及注意事项】

- 骨水泥的注射必须在透视下进行。

- 使用蛋壳技术（包括一旦有水泥外渗迹象，就置入另一个球囊），既可以使骨水泥达到更好地分布，还可以降低外渗概率。

- 椎体成形术和球囊后凸成形术最常见的并发症是邻近椎体骨折（球囊后凸成形术 41%，椎体成形术 30%）。这与骨水泥经终板渗到椎体前 1/3 有关。

拓展阅读

[1] Bergmann M, Oberkircher L, Bliemel C, Frangen TM, Ruchholtz S, Krüger A. Early clinical outcome and complications related to balloon kyphoplasty. Orthop Rev (Pavia). 2012; 4(2):e25

[2] Jesse MK, Petersen, B, Glueck, D, Kriedler S. Effect of the location of endplate cement extravasation on adjacent level fracture in osteoporotic patients undergoing vertebroplasty and kyphoplasty. Pain Physician. 2015; 18(5):E805–E814

[3] Ateş A, Gemalmaz HC, Deveci MA, Şimşek SA, Çetin E, Şenköylü A. Comparison of effectiveness of kyphoplasty and vertebroplasty in patients with osteoporotic vertebra fractures. Acta Orthop Traumatol Turc. 2016; 50(6):619–622

（三）四肢骨骼增固后关节内骨水泥渗漏

【病例概述】

患者女性，54 岁，有乳腺癌病史伴广泛转移（包括多发骨转移引起的疼痛），因右股骨颈骨皮质破坏而表现为疼痛和活动障碍。患者为减轻疼痛，接受脊柱转移性病变的放射治疗（图 3-58）。

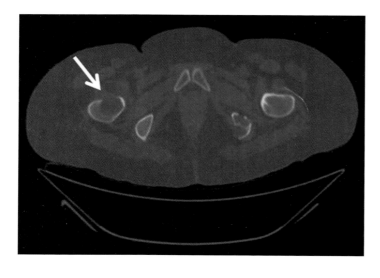

◀ 图 3-58 横断面 CT 扫描显示右侧股骨颈溶骨性病变，局部骨皮质被破坏（白箭）

【初步治疗】

全麻，透视引导下行微波消融和经皮穿刺骨成形术。在严格无菌条件和透视下，2 根骨套管针经皮经大转子引入，沿哈弗斯管系统的自然线插入股骨颈。采用同轴技术，置入 14G 微波天线，并连接高功率微波仪（140W～2450MHz）。消融参数：40W×10min。置入多根细针形成网状排列，然后注射骨水泥（"钢筋混凝土概念"，图 3-59）。

【手术中遇到的问题】

骨水泥渗漏至关节腔内（图 3-60）。

【影像学检查】

CT 扫描随访。

【术后并发症】

骨水泥渗漏至关节腔内，患者诉坐、卧时疼痛完全缓解，但行走时会有另一种疼痛出现。

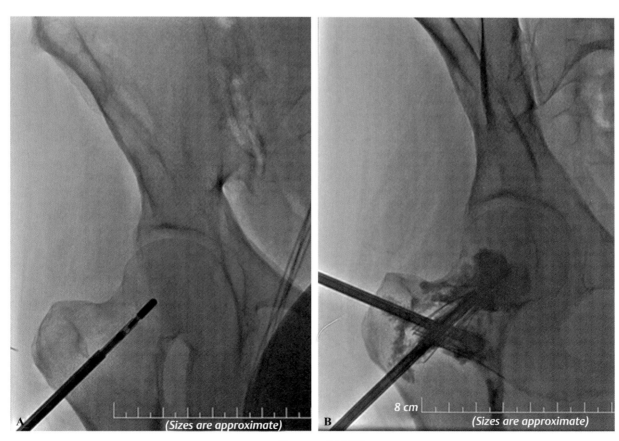

▲ 图 3-59　透视图

A. 通过骨套管针采用同轴技术将 14G 微波天线置入病灶内并进行消融（40W×10min）；B. 经皮经大转子沿哈弗斯管系统的自然线，置入 2 个骨套管针，针插入股骨颈；置入多根细针形成网状排列，然后注射骨水泥（"钢筋混凝土概念"）

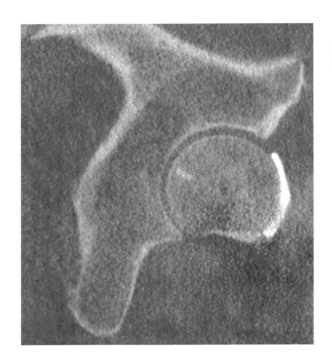

◀ 图 3-60 　锥形束 CT 扫描示骨水泥
渗漏至关节腔内

你会怎么做？

注意：

【可行的并发症处理方案】

- 立即按摩和活动关节。
- 关节内注射透明质酸。

- 关节镜手术。
- 外科手术治疗。

【最终并发症处理】

注射过程中证实发现骨水泥渗漏至关节腔内，立即进行按摩和关节活动，以便将骨水泥碎片化。1周后，由于患者称行走时出现一种新疼痛类型，遂采用关节内注射透明质酸溶液。患者诉疼痛减轻 60%（图 3-61）。

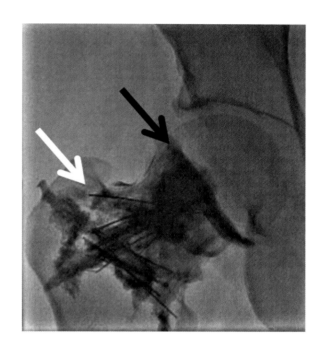

◀ 图 3-61　**透视下关节内注射透明质酸溶液**
白箭示穿刺关节腔的针，黑箭示为验证针头在关节内的位置而注射的对比剂

【并发症分析】

由于皮质溶解，导致骨水泥渗漏至关节腔内。这种情况的可怕结果是：关节内的骨水泥如同游离体，出现潜在的关节软骨溶解，造成关节的机械性疼痛。

【预防策略及注意事项】

- 四肢骨骨皮质溶骨性破坏是骨水泥注射过程中外渗的一个重要因素。
- 注射骨水泥过程必须在连续透视监控下进行。
- 在承重部位，特别是长管骨中，骨水泥应与某些金属器械（空心螺钉、聚合物或其他金属置入物）结合使用，以达到最佳的稳定和增固效果。
- 如果骨水泥渗漏至关节腔内，应立即按摩和活动，试图将骨水泥碎片化。
- 可以采用关节内注射透明质酸，以减轻疼痛和改善活动能力。

拓 展 阅 读

[1] Kelekis A, Filippiadis D, Anselmetti G, et al. Percutaneous augmented peripheral osteoplasty in long bones of oncologic patients for pain reduction and prevention of impeding pathologic fracture: the rebar concept. Cardiovasc Intervent Radiol. 2016;39(1):90–96

[2] Cazzato RL, Buy X, Eker O, Fabre T, Palussiere J. Percutaneous long bone cementoplasty of the limbs: experience with fifty-one non-surgical patients. Eur Radiol. 2014; 24(12):3059–3068

[3] Leclair A, Gangi A, Lacaze F, et al. Rapid chondrolysis after an intraarticular leak of bone cement in treatment of a benign acetabular subchondral cyst: an unusual complication of percutaneous injection of acrylic cement. Skeletal Radiol. 2000; 29(5):275–278

三、设备和器械故障

（一）肺结节微波消融时天线断裂 2 例

【病例概述】

病例 1：患者男性，61 岁，偶然发现左上叶 12mm 胸膜下亚实性结节（图 3–62）。有吸烟史。

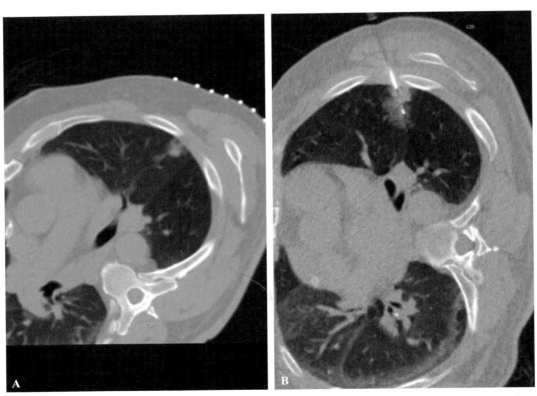

▲ 图 3–62　**A.** 患者右侧卧位，在 **CT** 引导下，行左上叶外侧胸膜下病变活检；**B.** 患者右侧卧位，选择垂直入路，采用同轴技术，将同轴针穿刺入胸膜腔，尖端刚好超过胸膜，活检针尖端超过目标病变的远端

【初步治疗和影像学检查】

由于病灶小且靠近边缘，先行 CT 引导下同轴穿刺活检以便组织学诊断；患者取右侧卧位，CT 引导下用 10cm 19G 同轴针行核心活检（图 3-62），组织学确定为腺癌。FDG-PET 扫描未发现淋巴结或血源性转移扩散的证据。基于患者有多种合并症，多学科会诊决定用热消融术治疗病变。由于患者体型和机架角度限制，决定仰卧位、左侧抬高、左胸外侧入路进行消融治疗。

测量到穿刺点皮肤至目标病灶远侧的距离为 14cm（图 3-63）——与 Acculis pMTA 微波消融天线轴的长度相同（Angiodynamics，Amsterdam，The Netherlands）。

【手术中遇到的问题】

由于穿刺过程中对肺组织的推压，病灶向后下方移动，导致穿刺点与病灶远侧距离增加。为了将微波天线置于靶病灶的中央，其手柄必须被强制挤入皮下组织（图 3-63）。

【术后并发症】

整个消融过程中，除了在整个消融过程中需要给天线持续地向外下的压力，没有其他并发症发生。

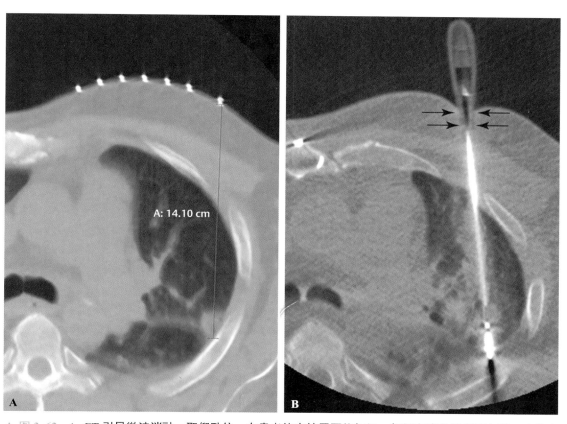

▲ 图 3-63　**A.** CT 引导微波消融，取仰卧位，在患者体表放置网格标记；规划左胸外侧垂直入路，皮肤表面至病灶远侧边缘的总距离是 **14.10cm**；**B.** 由于穿刺过程中对肺组织的推压，病变向后下方移动，使得穿刺点与病灶远侧之间的距离增加，为将微波天线置于靶病灶中央，其手柄必须被强制挤入皮下组织（黑箭）

你会怎么做？

注意：

_____

_____

_____

_____

_____

_____

_____

_____

_____

_____

_____

_____

【可行的并发症处理方案】

在消融术前重新评估情况，尽量选择较长微波天线，给天线留出几厘米的余地。在此病例中，在局部麻醉并在相应体位下确认病灶距离穿刺点最终距离前，不应该拆封微波消融套件。

下面的展示一个类似的靶病灶移动的病例。

病例 2：患者男性，71 岁，7 年前有前列腺切除术和盆腔淋巴结清扫术病史，后行盆腔放射治疗；现 PSA 升高提示前列腺癌复发；^{68}Ga 前列腺特异性抗原 PET/CT 显示左肺尖后段 1 个孤立的胸膜下结节（图 3-64）。

患者俯卧位下穿刺活检，同轴针穿刺后发生气胸（用的 15cm 的针和 10cm 的轴），导致靶病灶从肺尖一侧肺缘移动至对侧肺缘，使结节远离进针点位置（图 3-65）。

此时需要将整个同轴针穿刺入胸腔，才能到达移位的靶病灶，满足穿刺活检针在 2cm 范围内取材的要求（图 3-66）。

【预防策略及注意事项】

在选择活检针和消融针等器械时，要充分考虑设备长度留有余地，因为存在计划深度与最终长度不同的可能。可能的原因有患者在 CT 台上的体位变化，不同的肋间进针点，靶病灶因体位改变而移位，肺不张或气胸。在未确定靶病灶最终位置前，不应拆开消融设备包装。

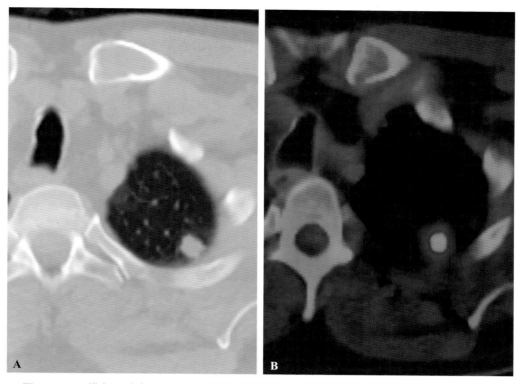

▲ 图 3-64　**A.** 横断面肺窗 **CT** 显示左肺尖后段结节；**B.** 肺窗前列腺特异性抗原 **PET/CT** 扫描显示左肺尖后段结节

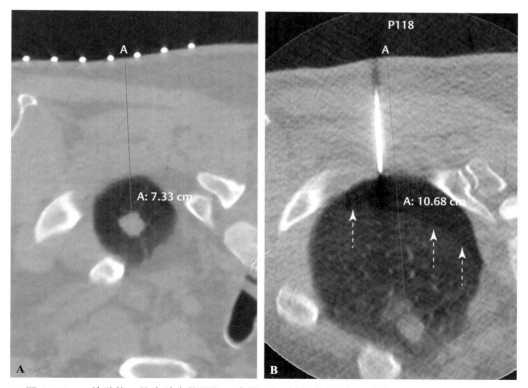

▲ 图 3-65　**A.** 俯卧位，体表贴定位网格；皮肤至靶病灶近端边缘距离为 **7.33cm**；**B.** 穿刺后出现气胸（白虚箭）；结节向前下方移位，使皮肤与病变的距离增加到 **10.68cm**

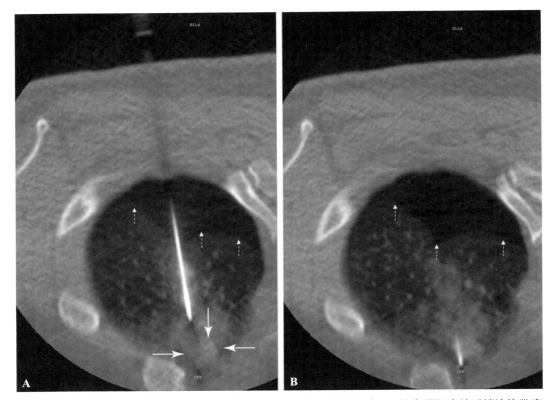

▲ 图 3-66　**A.** 在 CT 引导下行左肺尖后段结节活检，同轴针完全插入，针尖距靶病灶近端边缘数毫米（白箭），沿针头和病灶周围分布有少量出血；**B.** 穿刺针距为 2cm 的活检针穿过目标病灶的外侧部分，该病灶现在靠近胸腔的对面部分。注意 2 幅图中都有气胸（白虚箭）

拓 展 阅 读

[1] Splatt AM, Steinke K. Major complications of high-energy microwave ablation for percutaneous CT-guided treatment of lung malignancies: Single-centre experience after 4 years. J Med Imaging Radiat Oncol. 2015;59(5):609–316

[2] Cheng M, Fay M, Steinke K. Percutaneous CT-guided thermal ablation as salvage therapy for recurrent non-small cell lung cancer after external beam radiotherapy: A retrospective study. Int J Hyperthermia. 2016;32(3):316–323

（二）微波消融治疗非小细胞肺癌时天线断裂

【病例概述】

患者男性，88 岁，有吸烟史，因胫骨假体周围骨折入院。术前胸部 X 线检查时偶然发现左侧肺基底部病变，随后 CT 检查证实，FDG-PET 显示浓聚。活检证实为非小细胞肺癌。无淋巴结或远处转移。认为热消融术是最佳的治疗方式。

【初步治疗和影像学检查】

选择斜向穿刺路径，以使微波天线沿肿瘤长轴进入，避免穿过邻近斜裂（图 3-67）。需要一定

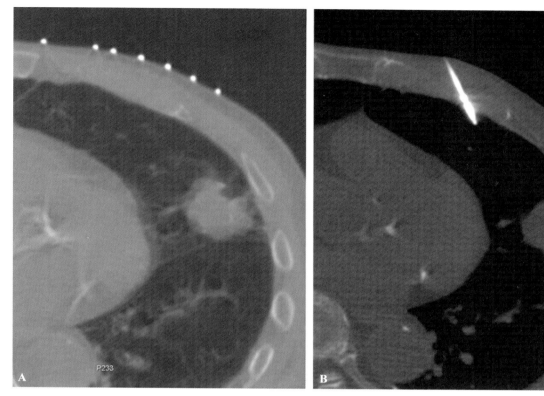

▲ 图 3-67　**A**. 横断面 **CT** 肺窗显示左肺上叶 **2.8cm** 的分叶状结节，紧邻肺斜裂；**B**. 微波天线穿过肋软骨

的力度将微波天线（标准 1.8mm Accu2i pMTA，Angio Dynamics，Latham，NY，USA）穿过胸壁。书中 CT 显示天线尖端形态异常，有轻微弯曲，其尖端指向心脏（图 3-68）。由于肋软骨在穿刺的路径上，无法调整微波针的穿刺方向，决定拔出天线并适当重新插入。

【术后并发症】

拔出天线后发现天线弯曲，陶瓷尖端失踪。再次 CT 扫描显示脱落的陶瓷尖端位于胸膜腔前方的天线进入部位，出现少量气胸（图 3-68）。

【可行的并发症处理方案】

- 取消本次消融，并重新安排消融时间。
- 取消本次消融，并使用胸腔镜取出陶瓷尖端。
- 使用新微波天线继续完成消融。

【最终并发症处理】

采用 14G 同轴针穿过胸壁，但由于天线表面的涂层，难以通过同轴针置入新的天线。尽管如此，同轴针在软骨内形成的通道足以允许一根新的微波天线通过（图 3-68），顺利按原计划完成消融。

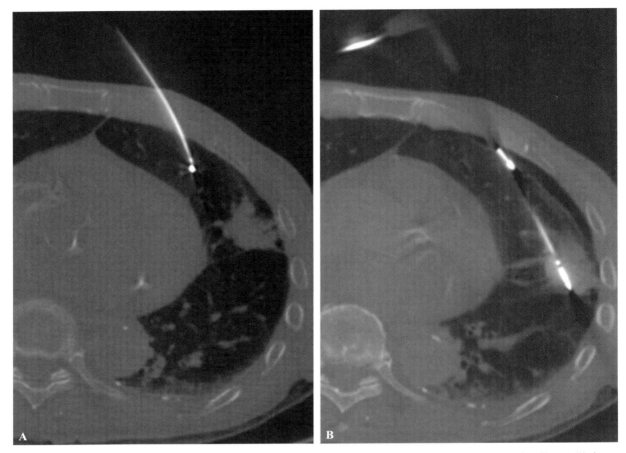

▲ 图 3-68 **A.** 横断面 **CT** 显示弯曲的天线和扭曲的尖端；**B.** 陶瓷尖端位于胸膜腔，有少量气胸，第 **2** 根微波天线通过同一通道进入靶病灶内

　　图 3-69 显示的是损坏的天线尖端和缺失的陶瓷尖端位于第 2 根微波天线边缘。厂商确认陶瓷针尖为惰性材料，位于体内是安全的，尤其没有引起任何症状，后续定期进行检测即可。

　　术后 3h 胸部 X 线片显示气胸量增加，陶瓷尖端邻近主动脉，位于肺门和左心缘之间。增加的气胸需要置入猪尾导管。拔除猪尾导管前的胸部 X 线显示陶瓷尖端投影到 L_1 左侧椎旁区域（图 3-70）。1 周后的 CT 扫描证实陶瓷尖位于左后肋膈角内侧胸膜腔内。患者仍无手术相关症状。18 个月后陶瓷尖端位置无变化（图 3-71）。

【并发症分析、预防策略及注意事项】

　　与同轴针、活检针和大多数射频消融电极相比，微波消融天线轴力的耐受性差，难以穿入软骨或（钙化）胸膜斑块等刚性组织。如果没有其他安全合适的路径，建议先插入同轴针，再由同轴针引入微波天线。应术前确保同轴针和微波天线的兼容性，如尺寸匹配（本例中，选用 14G 同轴针和 15G 天线），特别是不同供应商不能保证兼容性的产品兼容。

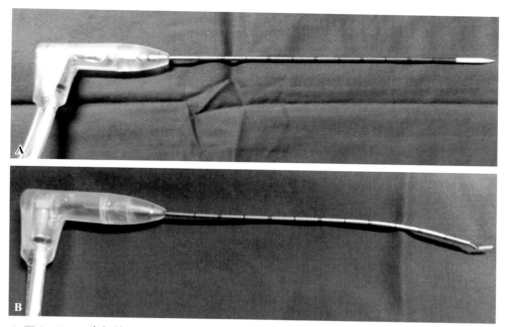

▲ 图 3-69　**A.** 完好的 **1.8mm Accu2i pMTA** 微波天线；**B.** 弯曲的天线，尖端变形、断裂，陶瓷尖端缺失

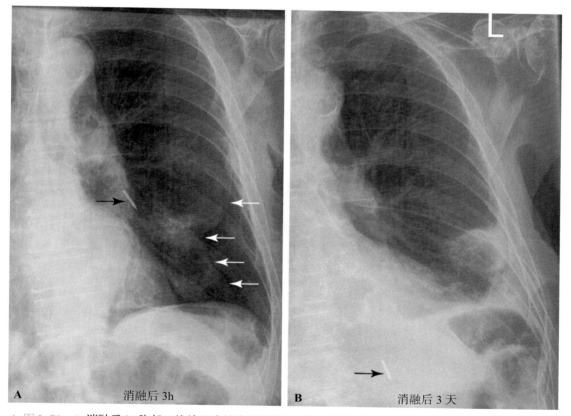

▲ 图 3-70　**A.** 消融后 **3h** 胸部 **X** 线片示病灶边缘气胸（白箭）毗邻靶病变，以及天线陶瓷尖端（黑箭）；**B.** 消融后 **3** 天，从左侧胸膜腔取出猪尾导管后，胸部 **X** 线片示陶瓷尖端向下移动，位于 L_1 左侧椎旁（黑箭）

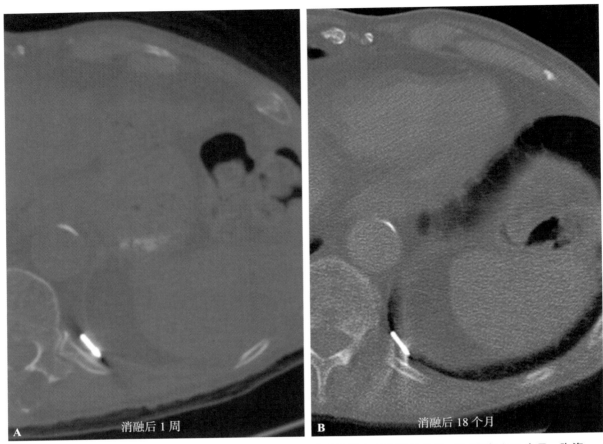

▲ 图 3-71 **A**. 消融后 1 周，胸部 **CT** 软组织窗示陶瓷尖端位于左后肋膈角内侧；**B**. 消融后 18 个月，陶瓷尖端位置不变，左肺下叶膨胀较好

拓 展 阅 读

[1] Danaher LA, Steinke K. Hot tips on hot tips: technical problems with percutaneous insertion of a microwave antenna through rigid tissue. J Med Imaging Radiat Oncol. 2013; 57(1):57–60

（三）热消融同步活检时射频消融电极被切断

【病例概述】

患者女性，70 岁，肾癌腹膜后转移（符合肾透明细胞癌和肾包膜恶性纤维组织瘤，诊断为肉瘤）。腹膜后转移灶的组织学确定肉瘤有转移。采用异环磷酰胺和多柔比星进行全身化疗，术后 6 年，发现肝脏单发转移，多学科讨论后决定局部治疗，并建议行组织病理学检查以排除肾透明细胞癌转移。

【初步治疗】

CT 引导下同步活检和射频消融（图 3-72 和图 3-73）。

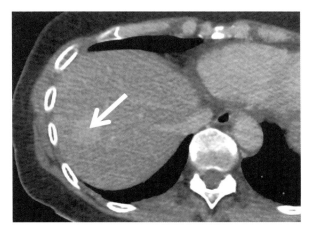

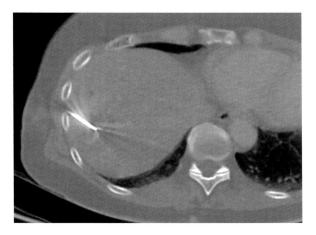

▲ 图 3-72 横断面 CT 增强扫描显示靶病灶（白箭）　　　　▲ 图 3-73 CT 引导下置入射频消融针

【手术中遇到的问题】

没有使用同轴技术进行穿刺活检和消融，将活检针和射频消融针平行穿刺至靶病灶。只取了一次活检，伞形射频针损坏，其一根电极被切断。

【影像学检查】

非增强 CT。

【术后并发症】

射频设备被切断的电极仍在消融的靶病灶内（图 3-74）。

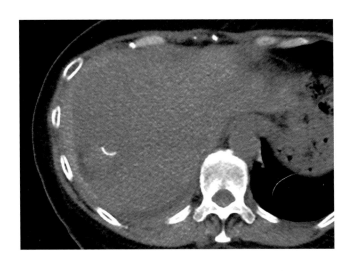

◀ 图 3-74　CT 平扫显示断裂的射频电极，并可见包膜下小血肿

【可行的并发症处理方案】

• 后续影像学检查，排除异物移位。

- 外科手术取异物。

【最终并发症处理】

影像学检查、随访（图 3-75 和图 3-76）。

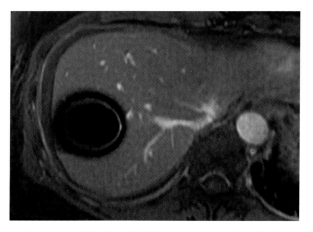

▲ 图 3-75　因射频电极断裂，**MRI** 中出现大片金属伪影

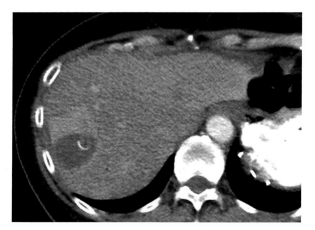

▲ 图 3-76　后续 **CT** 增强扫描示靶病灶完全消融，无肿瘤残余，异物无移位

【并发症分析】

活检和射频消融同时进行，活检时切断了 1 根电极。

【预防策略及注意事项】

- 确保有同轴设备可以使用。
- 使用微波天线等单极设备进行热消融术。

拓 展 阅 读

[1] Kim KR, Thomas S. Complications of image-guided thermal ablation of liver and kidney neoplasms. Semin Intervent Radiol. 2014; 31(2):138–148

[2] Gillams A, Goldberg N, Ahmed M, et al. Thermal ablation of colorectal liver metastases: a position paper by an international panel of ablation experts, the Interventional Oncology Sans Frontières meeting 2013. Eur Radiol. 2015; 25(12):3438–3454

[3] Su XF, Li N, Chen XF, Zhang L, Yan M. Incidence and risk factors for liver abscess after thermal ablation of liver neoplasm. Hepat Mon. 2016; 16(7):e34588

四、感染

（一）肝细胞癌 TACE 术后肝脓肿

【病例概述】

患者男性，79 岁，肝左叶浸润性肝细胞癌，既往曾行肝动脉放射栓塞术（transarterial radio embolization，TARE）。现病情出现进展，拟行经导管肝动脉栓塞术（transarterial embolization，TAE）（图 3-77）。

【初步治疗】

应用 5F Cobra 导管进行腹腔干造影，提示肝动脉起源正常，病灶轻度强化（图 3-77），由肝左动脉及肝中动脉分支供血。应用 3F 微导管，将直径 100～300μm 微球（Embosphere，Merit Medical，Jordan，UT，USA）注入病灶内进行栓塞。

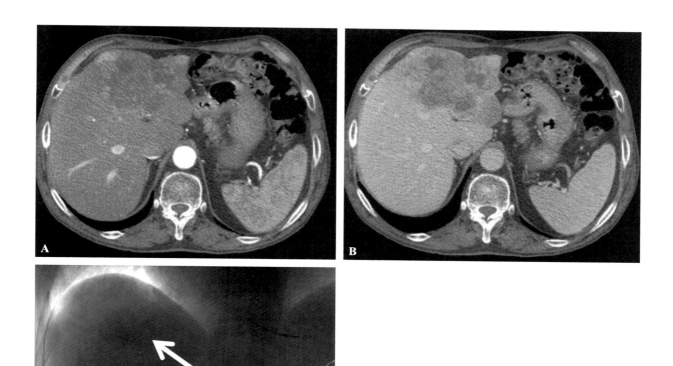

▲ 图 3-77　**A 和 B. CT** 提示浸润性肝细胞癌，大小为 **13cm×9cm**，占据肝左叶的大部分；肿块仅在动脉期呈部分高密度，后续其他期均呈低密度。**C.** 在经导管动脉栓塞手术期间获得的数字减影血管造影证实瘤体血供略丰富。注意图片中的弹簧圈，与之前行肝动脉放射治疗栓塞术有关（白箭）

【手术中遇到的问题】

无急性并发症，术后第 2 天，患者出院。

【影像学检查】

每月进行 CT 增强扫描或 MRI 检查。

【术后并发症】

术后 10 天，患者因高热及上 / 中腹部疼痛入住急诊科。血常规提示白细胞升高（15 000/μl，正常值 4500～10 000/μl），超声提示肝左叶 TARE 手术区域液性暗区（图 3–78）；CT 提示病变密度不均，最大径约 16cm，内含气体，边缘可见强化（图 3–79）。

最终诊断为肝脓肿。

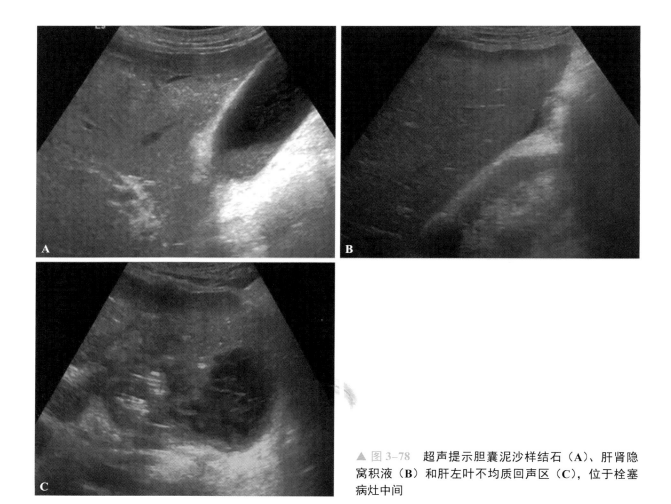

▲ 图 3–78 超声提示胆囊泥沙样结石（**A**）、肝肾隐窝积液（**B**）和肝左叶不均质回声区（**C**），位于栓塞病灶中间

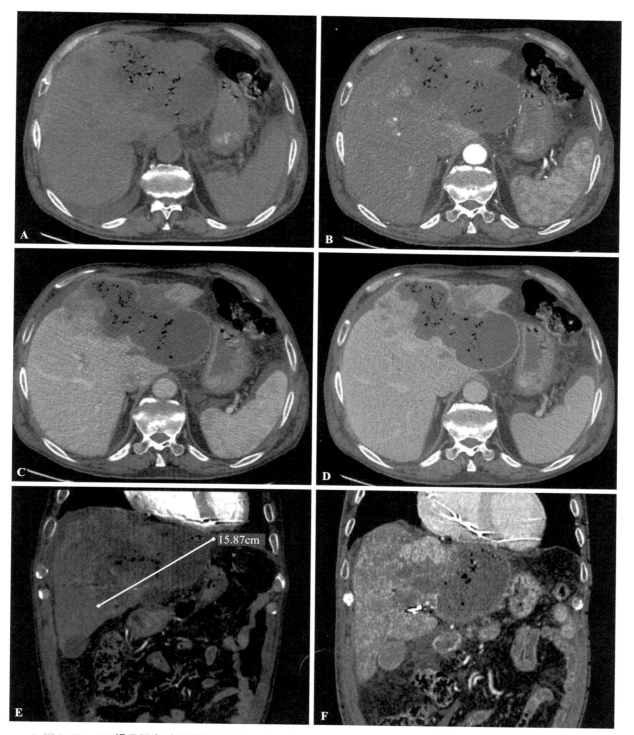

▲ 图 3-79　CT 提示肝左叶呈混杂密度区，大小为 **16cm×9cm**（**A** 至 **F**），内含气体，边缘可见强化（**A** 至 **D**）。注意右侧膈下积液（**A**）

你会怎么做？

注意：

_____

_____

_____

_____

_____

_____

_____

_____

_____

_____

_____

_____

【可行的并发症处理方案】

保守治疗（抗生素、定期复查）。

经皮置管引流术。

外科手术。

【最终并发症处理】

经皮穿刺引流：患者适度镇静后，在超声及 X 线引导下，经右侧肋缘下，将 10F 引流管置入感染灶内（图 3-80）。

术后 1 个月后复查 CT，提示脓腔缩小（图 3-81）。

【并发症分析】

对于不可切除的大肝癌，TAE 是一种常用的治疗手段。肝脓肿是一种极罕见的并发症，主要与栓塞或治疗的范围有关，其他因素还包括栓塞动脉直径及栓塞材料直径。致病菌主要来源于肠道菌群迁移或医源性操作。治疗方面，直径＜ 5cm 的脓肿可给予系统性抗生素治疗，较大的、内含间隔的病灶可行经皮穿刺置管引流术。

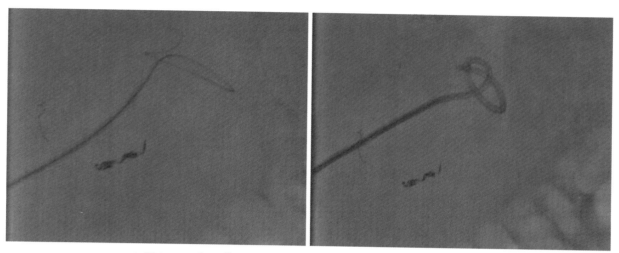

▲ 图 3-80　在 X 线引导下，将 10F 引流管经右侧肋缘下置入脓腔内

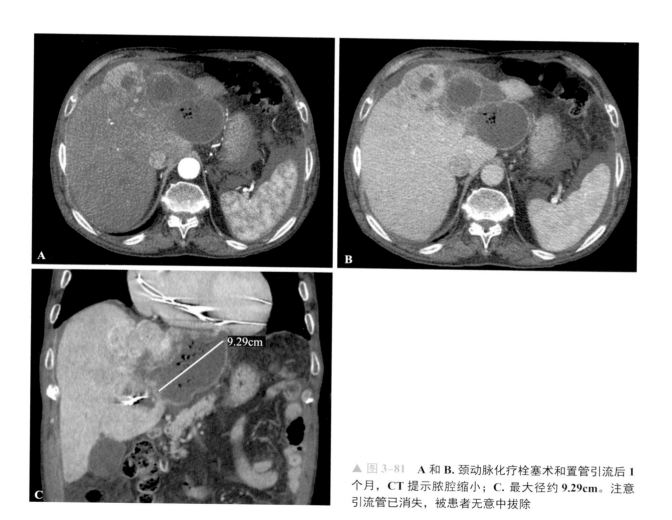

▲ 图 3-81　A 和 B. 颈动脉化疗栓塞术和置管引流后 1 个月，CT 提示脓腔缩小；C. 最大径约 9.29cm。注意引流管已消失，被患者无意中拔除

【预防策略及注意事项】

　　肝脓肿是经动脉化疗栓塞术（TACE）后罕见的并发症，主要与栓塞范围有关，与栓塞动脉直径及栓塞颗粒直径关系不大。因此，对于较大的病灶，可考虑分次治疗。肿瘤越大，周围正常的肝组织越少，TACE 术后严密观察的必要性越高。由于致病菌主要来源于肠道菌群迁移或医院性操作，TACE 应在无菌条件下进行。

拓 展 阅 读

[1] Vanderwalde AM, Marx H, Leong L. Liver abscess as a complication of hepatic transarterial chemoembolization: a case report, literature review, and clinical recommendations. Gastrointest Cancer Res. 2009; 3(6):247–251

[2] Lv, WF, Lu, D, He, YS, Xiao, JK, Zhou, CZ, Cheng, DL. Liver abscess formation following transarterial chemoembolization. Medicine (Baltimore). 2016; 95(17):e3503

（二）肝细胞癌经动脉化疗栓塞术后肝脓肿

【病例概述】

　　患者男性，80 岁，肝左叶切除术后肿瘤复发，肝内 3 个病灶，拟行肝动脉造影及经动脉化疗栓塞术（TACE）。体力状态评分（PS）良好，Child-Pugh 评分 A 级（6 分）。增强 CT 扫描显示病灶在动脉期轻度强化（图 3–82）。

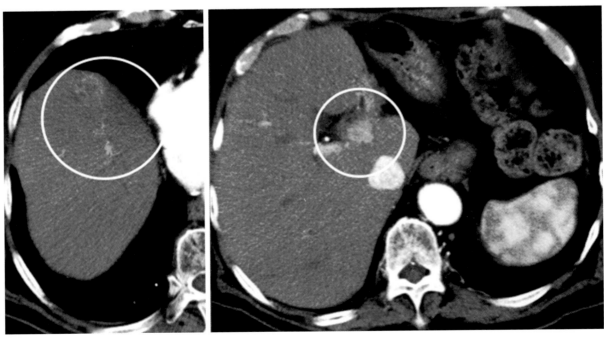

▲ 图 3–82　增强 CT 扫描提示肝细胞肝癌，动脉期轻度强化（白色圆圈）

【初步治疗】

应用微导管逐个超选插入肿瘤供血动脉分支，进行常规 TACE。透视下共缓慢注入 40mg 表柔比星与 4ml 碘化油的混合剂，并应可吸收性明胶海绵颗粒对供血动脉分支进行栓塞。术后平扫 CT 提示所有病灶内碘化油沉积良好（图 3-83）。

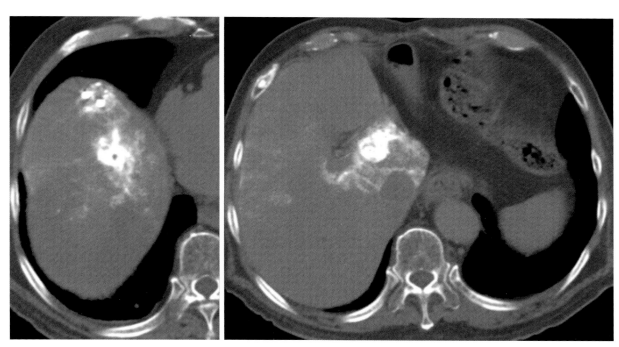

▲ 图 3-83　超选择经动脉化疗栓塞术后复查 CT，提示瘤灶内碘化油沉积良好

【手术中遇到的问题】

无。

【影像学检查】

根据计划进行常规随访。

【术后并发症】

常规 TACE 术后第 1 天，患者出现发热，血清 C 反应蛋白升高（29.7mg/dl）。术后 5 天，增强 CT 扫描提示治疗区域出现肝脓肿（图 3-84 和图 3-85）。

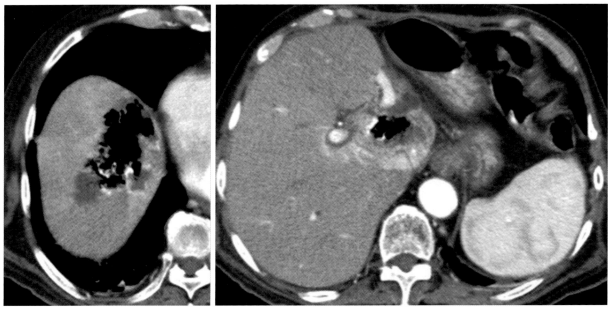

▲ 图 3-84　增强 CT 扫描提示经动脉化疗栓塞（TACE）治疗病灶内的肝脓肿

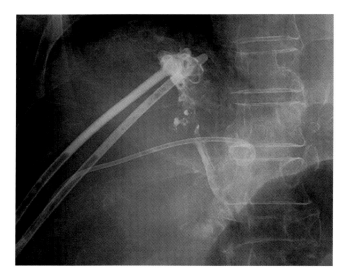

▲ 图 3-85　实施肝脓肿经皮置管引流术

【可行的并发症处理方案】

- 持续引流，减轻症状。

- 应用高剂量抗生素。

- 其他引流路径。

你会怎么做？

注意：

_____

_____

_____

_____

_____

_____

_____

_____

_____

_____

_____

_____

【最终并发症处理】

经皮置放 3 根引流管，静脉应用抗生素。患者发热症状缓解，血清学指标明显改善。引流后 1 个月，总引流量减少至 < 10ml/d，遂夹闭引流管，评估拔管可能性。但是，夹管当天患者再次出现发热，证明未到拔管时机。我们评估后认为，拔管的要点是建立新的引流路径。因此，我们将脓腔与肝内胆道系统进行打通。首先经皮穿刺胆道，经胆道分支直达脓腔。然后应用胆道裸支架（Zilver 支架，直径 6mm、长度 3cm，Cook Japan，Tokyo，Japan）将脓腔与胆道系统连通起来。术后将对比剂注入脓腔，透视下可见对比剂顺利进入胆道系统。4 天后，所有引流管被移除（图 3-86）（2 个脓腔已相互连通，无须手术便能将较小脓腔的引流管拔除）。

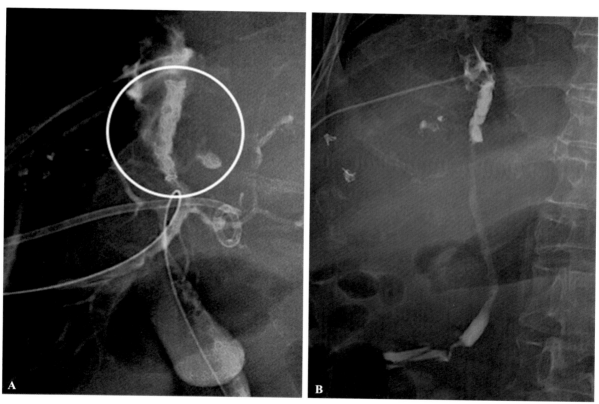

▲ 图 3-86　**A.** 经皮穿刺胆道，置入胆道裸支架，连接脓腔与胆道系统（白色圆圈）；**B.** 向脓腔内注入对比剂，对比剂可经支架顺利进入胆道系统

【并发症分析】

TACE 术后肝脓肿具有一定的挑战性，首选的治疗方式是（选择性）引流。

【预防策略及注意事项】

如肝脓肿持续存在、无法拔管，应用支架将脓腔与胆道系统进行连通可作为一种治疗方式。

拓 展 阅 读

[1] Tu J, Jia Z, Ying X, et al. The incidence and outcome of major complication following conventional TAE/TACE for hepatocellular carcinoma. Medicine (Baltimore). 2016; 95(49):e5606

[2] Lv WF, Lu D, He YS, Xiao JK, Zhou CZ, Cheng DL. Liver abscess formation following transarterial chemoembolization: clinical features, risk factors, bacteria spectrum, and percutaneous catheter drainage. Medicine (Baltimore). 2016; 95(17):e3503

[3] Ikeda M, Arai Y, Park SJ, et al. Japan Interventional Radiology in Oncology Study Group (JIVROSG), Korea Interventional Radiology in Oncology Study Group (KIVROSG). Prospective study of transcatheter arterial chemoembolization for unresectable hepatocellular carcinoma: an Asian cooperative study between Japan and Korea. J Vasc Interv Radiol. 2013; 24(4):490–500

（三）载药微球经导管肝动脉化疗栓塞术后肝及胆道系统损伤

【病例概述】

患者女性，52 岁，因"胰腺癌"行"保留幽门的胰十二指肠切除术"及吉西他滨辅助化学药物疗法。发病后 11 个月，患者病情进展，出现肝脏多发转移（图 3-87）。除谷丙转氨酶（glutamic-pyruvic transaminase，GPT）轻度升高（61U/L）外，肝功能基本正常。凝血指标在正常范围内。ECOG 评分为 0。经肿瘤委员会评估患者总体状态后，推荐应用加载伊立替康的载药微球（drug eluting beads，DEB）对肝转移瘤进行了经动脉化疗栓塞（TACE）治疗，术后应用 5-FU 和奥沙利铂进行系统化疗。

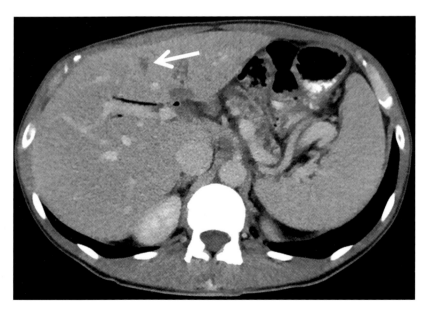

◀ 图 3-87 术前 CT 提示保留幽门的胰十二指肠切除术后表现为轻度胆道积气，门静脉通畅，4a 段可见转移瘤（白箭）

【初步治疗】

肝动脉造影（图 3-88）后，应用 3ml 载药微球（尺寸为 40μg）加载 150mg 伊立替康，并与对比剂进行混合。2/3 注入肝右动脉，1/3 注入肝左动脉，直至对比剂瘀滞（图 3-89）。术后预防性应用环丙沙星。

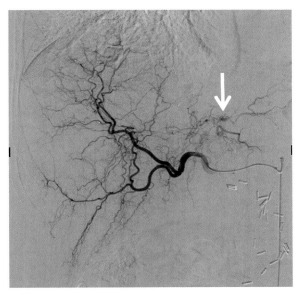

▲ 图 3-88 在经动脉化疗栓塞术前造影显示肝右动脉分支供血情况（白箭）

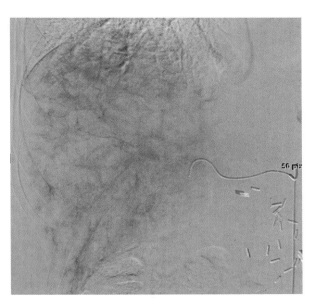

▲ 图 3-89 在经动脉化疗栓塞术后造影显示肝右动脉对比剂淤滞

【手术中遇到的问题】

DEB-TACE 术后 2 天，CT 提示门静脉周围水肿（图 3-90），但患者未出现腹痛、恶心、呕吐或发热等栓塞综合征的症状，遂安排出院。C 反应蛋白（CRP）和谷丙转氨酶（GPT）轻度升高。

【术后并发症】

术后第 9 天，患者因脓毒症的临床及实验室表现再次入院。血压 98/60mmHg，C 反应蛋白 283.1mg/L，体温最高达 41℃。谷丙转氨酶 / 谷草转氨酶明显升高（572/702U/L）。腹部增强 CT 门静脉期可见大片低密度区，主要位于肝左叶，内有气体，伴外周门静脉血栓形成（图 3-91）。

患者被转运至过渡监护病房，接受血浆置换及广谱抗生素治疗。患者临床症状缓慢改善，感染指标逐渐下降。但是，DEB-TACE 术后第 18 天，增强 CT 提示肝内低密度区范围增大，门静脉癌栓增加（图 3-92）。

尽管心肺功能逐步改善，DEB-TACE 术后 23 天的随访增强 CT 提示肝内低密度区范围继续增大，包含大片肝实质（图 3-93）。但是，鉴于患者临床症状改善，准予出院。出院后，患者病情不稳定，肝功能相关指标持续升高，并逐渐出现肝功能衰竭和系统性炎症反应综合征表现。DEB-TACE 术后 7 周，患者死于革兰阴性杆菌脓毒血症。

【并发症分析】

基于现有文献，DEB-TACE 有若干优势，包括更好的耐受性、对肿瘤血管栓塞更彻底、化疗药物持久缓释和全身血浆化疗药物水平显著降低等，恶心、呕吐、乏力、脱发等全身不良反应发生率降低。

尽管有上述优势，与传统 TACE 相比，DEB-TACE 的肝脏局部毒性增加。

自肝动脉局部治疗应用于临床开始，即有胆管囊肿、胆管坏死和门静脉狭窄等并发症的报道，统称为肝脏/胆管损伤（LBI）。

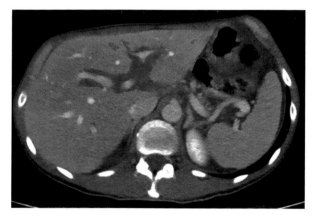

▲ 图 3-90　术后 2 天，CT 示门静脉周围水肿，左肝为著（C 反应蛋白：16.6mg/L，GPT：133U/L，INR：1.0）

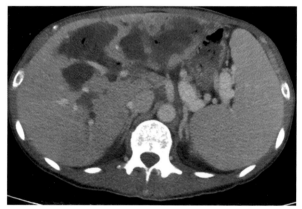

▲ 图 3-91　术后 10 天，增强 CT 示大片低密度区，左肝为著，肝实质内似有气体（C 反应蛋白：284.9mg/L，GPT：572U/L，INR：1.3）

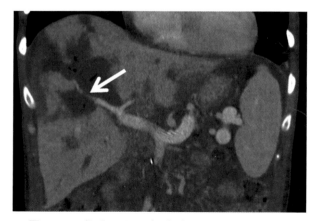

▲ 图 3-92　术后 18 天，低密度区持续增大，门静脉右支栓子增大（白箭）。临床症状改善（C 反应蛋白：143.8mg/L，GPT：314U/L，INR：1.3）

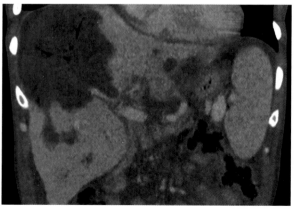

▲ 图 3-93　术后 23 天，肝左叶部分及Ⅶ段、Ⅷ段不全性坏死，门静脉左支完全性栓塞。患者状态稳定，出院（C 反应蛋白：193.7mg/L，GPT：367U/L，INR：1.2）

2012 年，Guiu 等总结了 DEB-TACE 术后 4 种类型的肝脏 / 胆管损伤。

(1) 肝内胆管扩张。

(2) 胆周神经丛（peribiliary plexus，PBP）损伤，伴有因动脉血流减少或化学药物疗法药物破坏血管壁导致的胆管坏死。

(3) 门静脉血栓形成，可能来源于由 Glisson 囊内积液导致的门静脉分支受压；与 PBP 化学性血管炎引起的炎性反应有一定关系。

(4) PBP 动脉的缺血及化学性损伤导致胆管坏死，造成胆汁瘤；动脉栓塞和门静脉梗阻造成肝坏死。

【预防策略】

最新研究表明，DEB-TACE 术后 LBI 的发生率为 30%～36%。治疗方式包括抗生素、血浆置换和密切观察。

肿瘤类型似乎与 LBI 的发生无显著关系。但是，有人认为肝硬化肝内胆管周围神经丛的肥大增加了血管侧支的发展，这可能导致肝硬化患者发生肝内胆管损伤的风险降低。

有研究基于治疗选择性和潜在肝毒性的影响，得出了相反的结论。

到目前为止，DEB-TACE 相关的局部毒性知之甚少。据报道，非选择性 DEB-TACE 术后并发症（如胆囊炎和胸腔积液）更为常见。很明显，非选择性治疗将更多的正常肝组织暴露于潜在的损害。截至目前，尚未发现微球粒径大小与局部损害之间有显著关系。但是，某些单中心报道显示较大的微球粒径（＞ 300μm）是神经内分泌肿瘤患者肝坏死发生率较高的原因。化疗药物的剂量似乎与 LBI 的发生有关。Monier 发现高浓度的阿霉素与肝细胞癌患者 LBI 的发生之间有相关性；在接受 DEB-TACE 治疗的肝细胞癌患者中，较高的基线凝血酶原时间（PT）值与胆道损伤、肝内胆管瘤和整体肝损害显著相关。

【注意事项】

DEB-TACE 术后局部并发症的发生率为 30%～36%。其中，LBI 属于严重并发症，可能导致患者死亡。应将导管超选至肿瘤供血动脉，尤其是凝血时间延长的非肝硬化患者。应根据患者情况，对化疗药物的剂量进行修正。

拓　展　阅　读

[1] Bester L, Meteling B, Boshell D, Chua TC, Morris DL. Transarterial chemoembolisation and radioembolisation for the treatment of primary liver cancer and secondary liver cancer: a review of the literature. J Med Imaging Radiat Oncol. 2014; 58(3):341–352

[2] Blackburn H, West S. Management of postembolization syndrome following hepatic transarterial chemoembolization for

primary or metastatic liver cancer. Cancer Nurs. 2016; 39(5):E1–E18

[3]   Carter S, Martin Ii RC. Drug-eluting bead therapy in primary and metastatic disease of the liver. HPB (Oxford). 2009; 11(7): 541–550

[4]   Greco G, Cascella T, Facciorusso A, et al. Transarterial chemoembolization using 40μm drug eluting beads for hepatocellular carcinoma. World J Radiol. 2017; 9(5):245–252

[5]   Guiu B, Deschamps F, Aho S, et al. Liver/biliary injuries following chemoembolisation of endocrine tumours and hepatocellular carcinoma: lipiodol vs. drug-eluting beads. J Hepatol. 2012; 56 (3):609–617

[6]   Joskin J, de Baere T, Auperin A, et al. Predisposing factors of liver necrosis after transcatheter arterial chemoembolization in liver metastases from neuroendocrine tumor. Cardiovasc Intervent Radiol. 2015; 38(2):372–380

[7]   Lee S, Kim KM, Lee SJ, et al. Hepatic arterial damage after transarterial chemoembolization for the treatment of hepatocellular carcinoma: comparison of drug-eluting bead and conventional chemoembolization in a retrospective controlled study. Acta Radiol. 2017; 58(2):131–139

[8]   Martin R, Irurzun J, Munchart J, et al. Optimal technique and response of doxorubicin beads in hepatocellular cancer: bead size and dose. Korean J Hepatol. 2011; 17(1):51–60

[9]   Nicolini D, Svegliati-Baroni G, Candelari R, et al. Doxorubicineluting bead vs conventional transcatheter arterial chemoembolization for hepatocellular carcinoma before liver transplantation. World J Gastroenterol. 2013; 19(34):5622–5632

[10] Odisio BC, Ashton A, Yan Y, et al. Transarterial hepatic chemoembolization with 70–150μm drug-eluting beads: assessment of clinical safety and liver toxicity profile. J Vasc Interv Radiol. 2015; 26(7):965–971

[11] Okuyama H, Ikeda M, Takahashi H, et al. Transarterial (chemo) embolization for liver metastases in patients with neuroendocrine tumors. Oncology. 2017; 92(6):353–359

[12] Prajapati HJ, Xing M, Spivey JR, et al. Survival, efficacy, and safety of small versus large doxorubicin drug-eluting beads TACE chemoembolization in patients with unresectable HCC. AJR Am J Roentgenol. 2014; 203(6):W706–14

[13] Richardson AJ, Laurence JM, Lam VW. Transarterial chemoembolization with irinotecan beads in the treatment of colorectal liver metastases: systematic review. J Vasc Interv Radiol. 2013; 24(8): 1209–1217

[14] Rostas J, Tam A, Sato T, et al. Image-guided transarterial chemoembolization with drug-eluting beads loaded with doxorubicin (DEBDOX) for unresectable hepatic metastases from melanoma: technique and outcomes. Cardiovasc Intervent Radiol. 2017; 40 (9):1392–1400

[15] Skowasch M, Schneider J, Otto G, et al. Midterm follow-up after DCBEAD ™–TACE of hepatocellular carcinoma (HCC). Eur J Radiol. 2012; 81(12):3857–3861

[16] Toro A, Bertino G, Arcerito MC, et al. A lethal complication after transarterial chemoembolization with drug-eluting beads for hepatocellular carcinoma. Case Rep Surg. 2015; 2015:873601

[17] Xie ZB, Wang XB, Peng YC, et al. Systematic review comparing the safety and efficacy of conventional and drug-eluting bead transarterial chemoembolization for inoperable hepatocellular carcinoma. Hepatol Res. 2015; 45(2):190–200

[18] Marelli L, Stigliano R, Triantos C, et al. Transarterial therapy for hepatocellular carcinoma: which technique is more effective? A systematic review of cohort and randomized studies. Cardiovasc Intervent Radiol. 2007; 30(1):6–25

[19] Lencioni R, de Baere T, Burrel M, et al. Transcatheter treatment of hepatocellular carcinoma with Doxorubicin-loaded DC Bead (DEBDOX): technical recommendations. Cardiovasc Intervent Radiol. 2012; 35(5):980–985

[20] Monier A, Guiu B, Duran R, et al. Liver and biliary damages following transarterial chemoembolization of hepatocellular carcinoma: comparison between drug-eluting beads and lipiodol emulsion. Eur Radiol. 2017; 27(4):1431–1439

五、非血管的其他并发症

（一）肾肿瘤冷冻消融后肾缺损

【病例概述】

患者女性，70 岁，左肾上极肾细胞癌（renal cell carcinoma，RCC），直径 2.6cm。行经皮冷冻消融治疗，消融完全，无并发症。

【初步治疗】

在超声和 CT 引导下，对左肾肿瘤行 3 针冷冻消融（Rod，Galil Medical Inc，Yokneam，Israel）。3 个月后复查增强 CT 左肾肿瘤无强化，但可见左肾盂扩张及输尿管结石（图 3-94）。

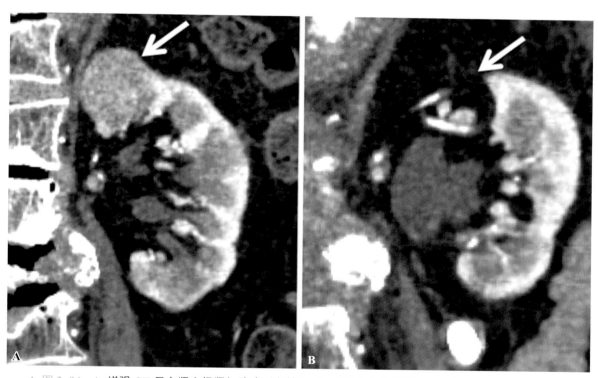

▲ 图 3-94　**A.** 增强 CT 示左肾上极肾细胞癌（白箭）；**B.** 术后 3 个月增强 CT 示左肾上极肿瘤未见强化（白箭），但可见左肾盂扩张及输尿管结石

【手术中遇到的问题】

介入治疗过程中未发生问题。

【影像学检查】

常规增强 CT 进行随访。

【术后并发症】

术后 4 个月，患者因左侧背部疼痛再次入院。CT 提示左肾上极肾周尿液瘤（图 3-95）。尿液通过冷冻消融后左肾缺失的区域漏出形成尿液瘤。

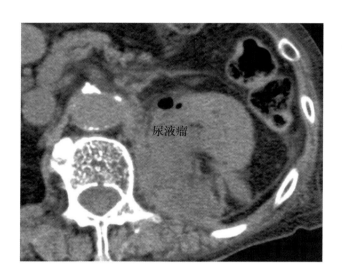

◀ 图 3-95　CT 示左肾上极肾周尿液瘤

你会怎么做？

注意：

_____

_____

_____

_____

_____

_____

_____

_____

_____

【可行的并发症处理方案】

• 左肾切除术。

• 左肾取石与外科修复左肾缺损。

• 经皮肾穿刺取石和肾缺损修补术。

【最终并发症处理】

首先行左肾盂造瘘术，通过左肾造瘘管注入对比剂。显示左肾缺损部位并引入导管鞘系统。通过导管鞘置入取石网篮行取出左肾输尿管结石。再经导管鞘置入肾盂 2 根 0.035 英寸导丝（Cook Japan，Tokyo，Japan/Terumo，Tokyo，Japan）。一根导丝引入 5F 血管阻断球囊，将球囊在肾盂处扩张，另一根导丝同轴引入 6.5F 支撑导管（Hanako Medical，Saitama，Japan），置于左肾缺损处。回撤球囊至左肾缺损处，以避免弹簧圈移位至左侧肾盂。通过 6.5F 支撑导管将 0.035 英寸弹簧圈（Cook Japan，Tokyo，Japan）推送至肾缺损处。以弹簧圈形成致密栓塞后，抽瘪球囊并缓慢移除（图 3-96 至图 3-98）。手术 2 天后移除左肾造瘘管。

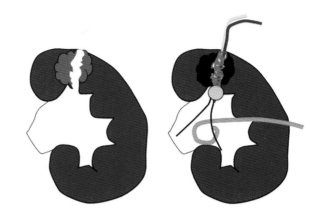

▲ 图 3-96 弹簧圈填充肾缺损方案

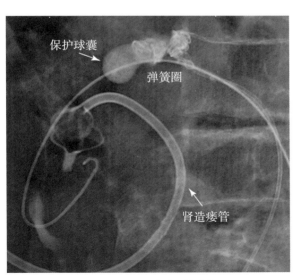

▲ 图 3-97 术中透视图

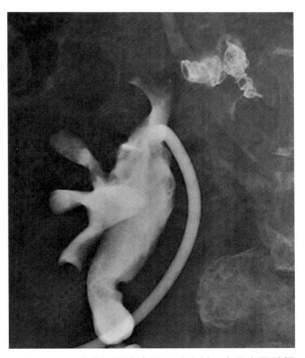

▲ 图 3-98 术后经肾造瘘显示对比剂，未从左肾缺损处外渗

【并发症分析】

消融治疗后可能发生组织和腔道的缺损，应当通过制订严格的影像学检查计划发现。

【预防策略及注意事项】

　　避免栓塞剂进入肾盂，可以用弹簧圈或其他栓塞材料封堵腔道或肾脏缺损。球囊导管阻断技术能够有效避免栓塞材料移位，这不仅能用于肾脏缺损的封堵，同样适用于肾造瘘和活检后出血的治疗。

拓展阅读

[1] Blute ML, Jr, Okhunov Z, Moreira DM, et al. Image-guided percutaneous renal cryoablation: preoperative risk factors for recurrence and complications. BJU Int. 2013; 111 4 Pt B:E181–E185

[2] Tokue H, Takeuchi Y, Arai Y, Tsushima Y, Endo K. Anchoring system-assisted coil tract embolization: a new technique for management of arterial bleeding associated with percutaneous nephrostomy. J Vasc Interv Radiol. 2011; 22(11):1625–1629

（二）经皮肺微波消融术后支气管瘘

【病例概述】

　　患者女性，58岁，既往肾癌切除史，因左肺上叶肺结节入院（图3-99）。CT引导肺穿刺活检证实为转移性病灶。病灶为寡转移，患者完全无症状，ECOG评分0分。正在进行的治疗为原发性肾癌的抗血管生成治疗。

　　多学科肿瘤专家组决定为患者提供手术切除或CT引导下经皮穿刺热消融术。患者选择了后者。

【初步治疗】

　　考虑到肿瘤体积较小（最大直径28mm），且为寡转移，选择经皮穿刺消融术以达到最大局

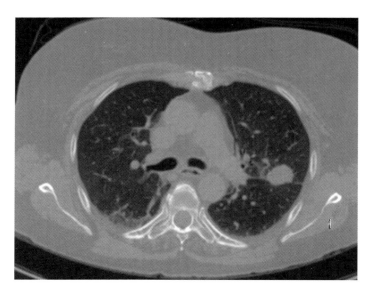

◀ 图3-99　横断面CT扫描可见靶病灶位于左肺上叶

部控制率。术前暂停抗血管生成治疗。全麻后，在 CT 引导下，以 14G 微波消融针（Amica HS，Latina，Italy）经皮穿刺至肺部靶病灶（图 3-100），分别在肿瘤病灶后下侧（40W，5min）、后上侧（40W，4min）、腹侧（40W，4min）3 个点进行消融。消融手术顺利结束，术后靶区周边可见肺门至胸壁的大片磨玻璃样区域（虚线圆圈，图 3-101）。术后患者无症状，第 2 天出院。继续抗血管生成治疗。

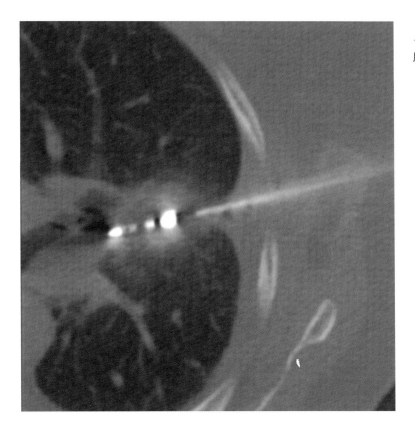

◀ 图 3-100　14G 微波消融针穿刺至靶肿瘤

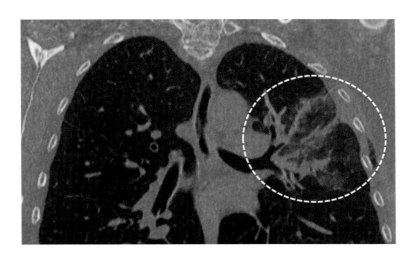

◀ 图 3-101　消融后，CT 示靶肿瘤周边大片磨玻璃样区域，连接肺门和胸壁（虚线圆圈）

【手术中遇到的问题】

无。然而，患者因咳嗽、咳痰和呼吸困难 10 天后再次入院。入院时，生命体征为呼吸频率 14/min、血氧饱和度 84%（吸氧状态下 1L/min）、心率 88 次 / 分、血压 150/100mmHg、体温 39℃、空腹血糖 11g/L（糖化血红蛋白 11.3%）。

【影像学检查】

CT 扫描。

【术后并发症】

CT 扫描显示消融区空洞形成，与 2 个一级支气管沟通，伴有同侧气胸（图 3-102）。

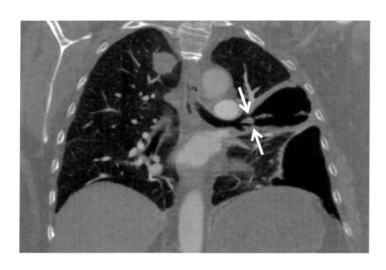

◀ 图 3-102　左肺消融区空洞形成，与 2 个一级支气管沟通（白箭）。左肺底部可见同侧气胸

你会怎么做？

注意：

_____

_____

_____

_____

_____

_____

_____

_____

【可行的并发症处理方案】

左肺切除术。

保守治疗。

【最终并发症处理】

尽管肺切除术被认为是一种可选的治疗方式。但根据文献资料，采取了保守治疗，给予吸氧、抗生素治疗，5 天后临床状况好转出院。出院后继续抗生素治疗 6 周，并定期进行 CT 随访。术后 6 个月 CT 扫描显示空洞逐渐回缩，术后 12 个月完全愈合（图 3-103）。

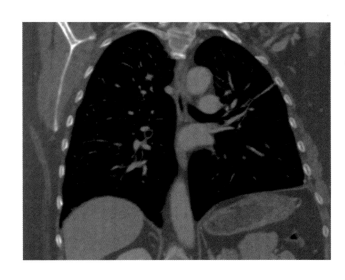

◀ 图 3-103　随访 12 个月后，CT 扫描示空洞纤维化愈合

【并发症分析】

空洞是经皮肺肿瘤消融后消融区可能的演变之一。易形成空洞的因素有胸壁附近的肿瘤、原发性肺癌和肺气肿患者。通常，尽管空洞形成后可能会发生感染和脓肿，但预后良好。在发生炎症综合征和（或）影像学表明空洞内有液平时应予以怀疑。当空洞直接与支气管相通时，形成支气管瘘。可能的危险因素为粗大支气管邻近大面积消融。本例患者在肺门附近对同一肿瘤 3 个点进行消融，符合支气管瘘形成的危险因素。此外，患者术后过早的进行抗血管药物治疗和控制不佳的糖尿病也是形成支气管瘘的危险因素。因为这 2 种情况可以阻止或延迟消融区域的纤维化。

【预防策略及注意事项】

临床上，支气管瘘表现为咳嗽、咳痰和呼吸困难。与感染性空洞相比，支气管瘘很少需要介入治疗干预。因为支气管瘘可通过人体的自然管道 - 支气管进行排痰，从而达到引流。因此，保守治疗和定期 CT 随访通常是有效的，保守治疗通常应持续至 CT 图像显示完全愈合。

拓 展 阅 读

[1] Palussière J, Marcet B, Descat E, et al. Lung tumors treated with percutaneous radiofrequency ablation: computed tomography imaging follow-up. Cardiovasc Intervent Radiol. 2011; 34(5): 989–997

[2] Okuma T, Matsuoka T, Yamamoto A, et al. Factors contributing to cavitation after CT-guided percutaneous radiofrequency ablation for lung tumors. J Vasc Interv Radiol. 2007; 18(3):399–404

[3] Alberti N, Frulio N, Trillaud H, Jougon J, Jullie ML, Palussiere J. Pulmonary aspergilloma in a cavity formed after percutaneous radiofrequency ablation. Cardiovasc Intervent Radiol. 2014; 37 (2):537–540

[4] Alberti N, Buy X, Frulio N, et al. Rare complications after lung percutaneous radiofrequency ablation: incidence, risk factors, prevention and management. Eur J Radiol. 2016; 85(6):1181–1191

（三）不完全化疗栓塞后发生致死性肝癌破裂：问题出在哪里？

【病例概述】

患者男性，70 岁，慢性丙型肝炎病毒（HCV）病史，对干扰素治疗无效。同时基础疾病有糖尿病、高血压、甲状腺功能减退。转入我科行肝脏Ⅵ段肝癌病灶的介入治疗。伴随疾病为门静脉高压症。表现为粗大的胃底食管静脉曲张、门静脉高压性胃病和血小板减少（50×10^9/L）。但血小板合成功能相对正常（INR 1.33，胆红素 1.44mg/dl），且无肝性脑病症（MELD 评分 11）。正在接受 β 受体拮抗药治疗。

【影像学检查】

超声检查显示肝下缘有 1 个相对较小的结节性病变，甲胎蛋白正常（1.86ng/ml）。CT 扫描证实肝硬化的背景下，肝脏Ⅵ段外生性肿瘤病变，最大直径为 3.8cm，具有典型的肝细胞癌（hepatocellular carcinoma，HCC）影像学特征。门静脉通畅，伴肝周非常少量的局限性积液。CT 肝脏灌注扫描（GE-Revolution-GSI system，Cedex，France）也证实了肿瘤结节中典型的动脉血流增多，没有其他肝内或肝外扩散（图 3-104）。

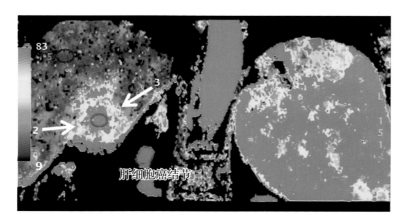

◀ 图 3-104 CT- 肝脏灌注成像：血流参数图示肿瘤结节内血管过度生成和呈典型动脉血流升高（白箭）

【初步治疗】

签署知情同意书，并预防性使用抗生素后，行肝动脉化疗栓塞术（TACE）。患者先接受了选择性血管造影，后使用 3F 超微导管（Progreat, Terumo Interventional Systems, Somerset, NJ, USA）超选择性插管至肝脏Ⅵ段动脉分支血管，但不能超选择插管至肿瘤供血动脉。因此决定先将导管超选择插管至非肿瘤供血动脉，以 75μm 空白栓塞微球（Embozene, CeloNova BioSciences, San Antonio, USA）进行栓塞。然后将导管撤至肿瘤主要供血动脉，以直径较小（40μm）的载药微球进行栓塞，微球（Tandem, CeloNova BioSciences, San Antonio, USA）负载 50mg 阿霉素（Adriblastina, Pfizer Hellas, Athens, Greece），以对比剂稀释至 5ml。注射 2ml 载药微球混悬液后发现对比剂反流，因此停止注射。尽管肝Ⅵ段动脉分支血管未出现对比剂停滞，但是考虑到反流现象，认为达到了完全栓塞，撤出导管，结束介入治疗（图 3-105）。

【手术中遇到的问题】

TACE 术后最初的几个小时，患者病情平稳，生命体征正常。仅有轻度腹部不适和恶心，经对症治疗后症状缓解。术后 12h，患者出现低血压，未有心动过速（给予 β 受体拮抗药治疗）和轻度上腹部不适。患者未解黑便，未有败血症征象，临床评价为术后正常反应；在进行输液治疗和抗生素升级为哌拉西林后，急诊实验室检查提示肝功基本没有变化，血红蛋白略有下降（1.5g/dl）。尽管一开始输液治疗有效，但血流动力学状态没有改善，急诊超声显示在栓塞术前未有的大量的腹腔内积液，提示腹腔内出血。随后，急诊血常规示红细胞压积严重下降，予以输注新鲜冰冻血浆和悬浮红细胞治疗。四期增强 CT 扫描证实动脉出血，可能是肝癌破裂所致（图 3-106）。

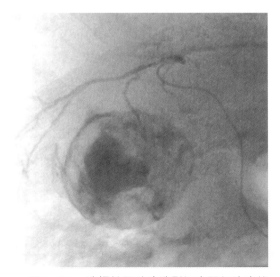

▲ 图 3-105　选择性肝动脉造影证实肝细胞癌的供血动脉来于肝脏Ⅵ段。尽管化疗栓塞术后对比剂未完全停滞，但仍认为是成功的

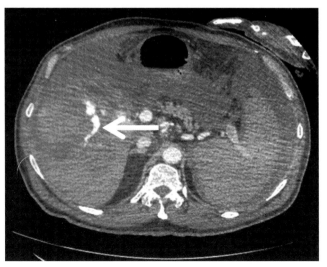

▲ 图 3-106　增强 CT 证实动脉期对比剂外渗（白箭），很可能是由肝癌破裂所致。在肝周和脾周可见腹腔内积血

【术后并发症】

不完全化学栓塞导致肝癌破裂出血。

你会怎么做？
注意：

【可行的并发症处理方案】

- 对血流动力学稳定且无活动性出血迹象的患者采取保守治疗（补液治疗、纠正凝血功能、心血管监测）。
- 急诊行选择性动脉栓塞术。
- 外科手术，如肝切除术和止血手术。

【最终并发症处理】

急诊行肝动脉插管造影示肝癌供血动脉分支破裂出血（图 3-107）。立即经导管给予 1 个 6mm × 6.5mm 推送式弹簧圈（VortX，Boston Scientific，Marlborough，MA，USA）行栓塞术，术后腹腔内渗血停止（图 3-108）。不幸的是，患者 12h 后死于多器官功能衰竭。

【并发症分析】

肝癌自发性破裂是晚期肝癌高致死率的严重并发症。其相关的危险因素包括体积巨大肿瘤，肿瘤的包膜位置，突出于肝脏轮廓之外的外生性肿瘤，门静脉血栓形成和供血动脉闭塞。TACE

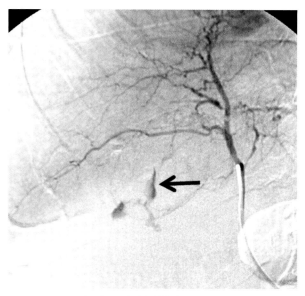

▲ 图 3-107　急诊肝动脉插管造影证实腹腔出血的诊断，由于肝癌责任血管分支残留导致（黑箭）

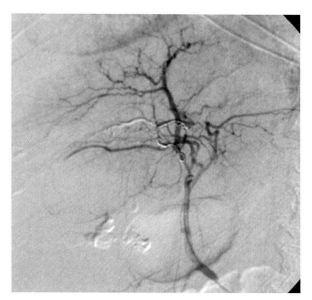

▲ 图 3-108　急诊栓塞后腹腔内渗血停止

术后肝癌破裂出血是危及生命的并发症，可导致严重的出血和低血压，并增加死亡率。导致 TACE 术后肝癌破裂和肝癌自发性破裂的病理生理机制尚不完全清楚。它可能与肿瘤和包膜坏死、TACE 术中血管损伤、化疗药物引起的炎症有关。肿瘤坏死后迅速的水肿导致肿瘤内压力升高，可能导致肝癌破裂。肿瘤边界邻近肝脏包膜是另一个重要的破裂危险因素。

【预防策略及注意事项】

- 肿瘤体积大、肿瘤邻近肝包膜、门静脉血栓形成、肿瘤供血动脉完全闭塞是肝癌 TACE 术后破裂的危险因素。肿瘤负荷超 50% 的患者应避免进行 TACE 治疗，因为术后肿瘤破裂与这类状况密切相关。

- 为防止术后肿瘤破裂出血，TACE 治疗的栓塞终点应达到对比剂停滞。

- 肝癌破裂出血治疗的主要是通过手术、栓塞或保守治疗来达到止血的目的。

- 经动脉栓塞术是一种可行的治疗方案，对肝癌破裂的患者止血成功率高，患者术后 30 天生存期高。

- 对于大量出血的患者，尽管栓塞成功止血，但预后较差。

拓 展 阅 读

[1] Lai EC, Lau WY. Spontaneous rupture of hepatocellular carcinoma: a systematic review. Arch Surg. 2006; 141(2):191–198

[2] Cammà C, Schepis F, Orlando A, et al. Transarterial chemoembolization for unresectable hepatocellular carcinoma:

metaanalysis of randomized controlled trials. Radiology. 2002; 224(1):47–54

[3] Llovet JM, Bruix J. Systematic review of randomized trials for unresectable hepatocellular carcinoma: chemoembolization improves survival. Hepatology. 2003; 37(2):429–442

[4] Brown DB, Nikolic B, Covey AM, et al. Society of Interventional Radiology Standards of Practice Committee. Quality improvement guidelines for transhepatic arterial chemoembolization, embolization, and chemotherapeutic infusion for hepatic malignancy. J Vasc Interv Radiol. 2012; 23(3):287–294

[5] Xia J, Ren Z, Ye S, et al. Study of severe and rare complications of transarterial chemoembolization (TACE) for liver cancer. Eur J Radiol. 2006; 59(3):407–412

[6] Zhu Q, Li J, Yan JJ, Huang L, Wu MC, Yan YQ. Predictors and clinical outcomes for spontaneous rupture of hepatocellular carcinoma. World J Gastroenterol. 2012; 18(48):7302–7307

[7] Sun JH, Wang LG, Bao HW, et al. Emergency embolization in the treatment of ruptured hepatocellular carcinoma following transcatheter arterial chemoembolization. Hepatogastroenterology. 2010; 57(99–100):616–619

[8] Jia Z, Tian F, Jiang G. Ruptured hepatic carcinoma after transcatheter arterial chemoembolization. Curr Ther Res Clin Exp. 2013; 74:41–43

[9] Kim JY, Lee JS, Oh DH, Yim YH, Lee HK. Transcatheter arterial chemoembolization confers survival benefit in patients with a spontaneously ruptured hepatocellular carcinoma. Eur J Gastroenterol Hepatol. 2012; 24(6):640–645

（四）肺转移瘤微波消融治疗后的间质性肺炎

【病例概述】

患者女性，65岁，既往结直肠癌病史（18个月前手术切除），有左肺下叶转移灶。病灶侵犯了肺实质和支气管。无其他并发症。

【初步治疗】

镇静状态下，严格无菌消毒后，CT引导下，将14G消融针（140W～2450MHz）穿刺到位，进行3个点的微波消融治疗，每次参数均为40W×5min（每次消融治疗后重新调整消融针位置；图3-109）。

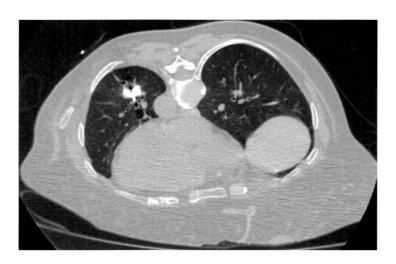

◄ 图3-109　患者取仰卧位，术中横断面CT扫描示消融针位于支气管边缘

【手术中遇到的问题】

手术顺利，无并发症。

【影像学检查】

术后 CT 规律随访。

【术后并发症】

消融术后 1 个月，患者出现发热和腹痛；随访 CT 扫描消融区可见厚壁囊肿，周围大片毛玻璃样渗出和少量胸腔积液（图 3-110）。

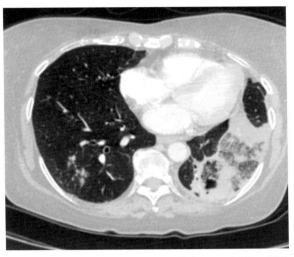

▲ 图 3-110　微消融术后 1 个月随访，CT 扫描示消融区厚壁囊肿，周围大片毛玻璃样渗出和少量胸腔积液

你会怎么做?

注意:

_____

_____

_____

_____

_____

_____

_____

_____

_____

_____

【可行的并发症处理方案】

- 静脉抗炎治疗。

- 经皮穿刺引流术。

- 外科手术。

【最终并发症处理】

患者住院治疗 1 周。静脉抗炎治疗，1 周后症状消失。

【并发症分析】

微波消融后，在支气管内外形成广泛的消融区，导致囊肿形成和术后间质性肺炎。抗炎治疗后，在随访期间（18 个月，图 3–111）见 1 个逐渐缩小的薄壁囊肿形成。

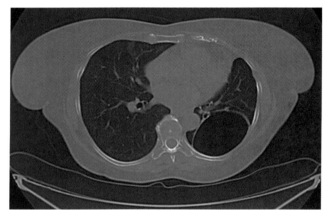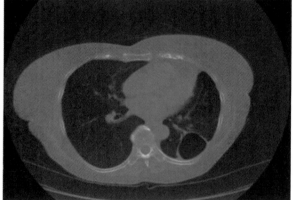

▲ 图 3–111　随访期间，横断面 CT 扫描示 1 个逐渐缩小的薄壁囊肿形成

【预防策略及注意事项】

- 与射频相比，微波消融速度更快、温度更高、消融范围更大。因为微波能量能够穿透所有的生物组织，包括高阻抗的组织，如充满空气的肺。

- 消融治疗导致的间质性肺炎 / 肺炎，死亡率为 0%~25.0%。有放疗史和年龄＞ 65 岁被认为是术后肺炎的危险因素。

- 直径＞ 3cm 的肿瘤，以及长时间的多次、多针消融治疗可能与肺脓肿的形成有关。建议尽量缩短手术时间和减少大肿瘤消融时的布针次数。

拓 展 阅 读

[1] Alberti N, Buy X, Frulio N, et al. Rare complications after lung percutaneous radiofrequency ablation: incidence, risk factors, prevention and management. Eur J Radiol. 2016; 85(6):1181–1191

[2] Pereira PL, Masala S, Cardiovascular and Interventional Radiological Society of Europe (CIRSE). Standards of practice: guidelines for thermal ablation of primary and secondary lung tumors. Cardiovasc Intervent Radiol. 2012; 35(2): 247–254

[3] Kashima M, Yamakado K, Takaki H, et al. Complications after 1000 lung radiofrequency ablation sessions in 420 patients: a single center's experiences. AJR Am J Roentgenol. 2011; 197(4):W576–80

（五）骨冷冻消融致不全性骨折

【病例概述】

患者男性，76 岁，既往食管癌切除病史，因左髂翼转移性疼痛转入。患者休息和日常活动（如步行）均疼痛不适。放疗后疼痛症状控制不佳，因此转入行局部治疗。局部 CT 扫描显示巨大的软组织肿块包绕左侧髂翼，周围有显著的骨膜刺激征（图 3-112）。

【初步治疗】

全身麻醉后，在 CT 引导下将 7 个冷冻探针（5 个 Ice-Edge，2 个 Ice-Rod；Galil Medical；Yokneam，Israel）经皮穿刺至靶区后行冷冻消融治疗。在标准的双冷冻程序后形成完整覆盖肿瘤的冰球（图 3-113）。

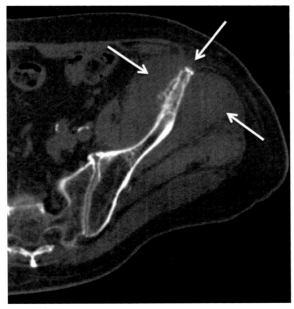

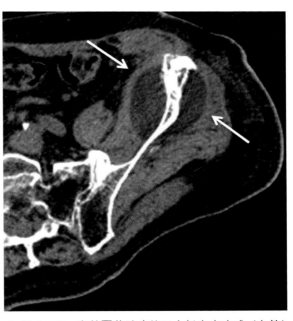

▲ 图 3-112　术前 CT 扫描示左侧髂翼（白箭）骨质破坏，巨大的软组织肿块周围有明显的骨膜刺激征

▲ 图 3-113　完整覆盖肿瘤的巨大低密度冰球（白箭）

【手术中遇到的问题】

无。然而，在冷冻消融 1 个月后，患者诉行走时持续机械性疼痛；休息时未有疼痛不适。

【影像学检查】

CT 检查。

【术后并发症】

随后的 CT 扫描示左侧髂翼的不全性骨折（图 3-114），为持续机械性疼痛的病因。

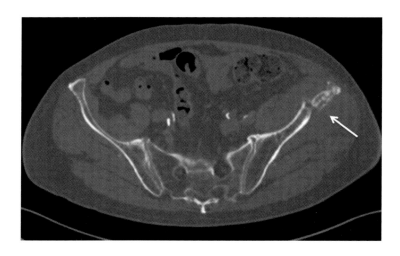

◀ 图 3-114　冷冻消融术后左侧髂翼的不全性骨折（白箭）

你会怎么做？

注意：

_____

_____

_____

_____

_____

_____

_____

_____

_____

_____

_____

_____

【可行的并发症处理方案】

• 经皮骨水泥成形术。

• 经皮内固定术。

• 外科内固定术。

• 保守治疗。

【最终并发症处理】

全身麻醉后，仰卧位，在 CT 和透视联合引导下行经皮骨内固定术。按照前面描述的方法（图 3-115），以同轴方式置入 3 颗自钻空心螺钉（6.5mm AsnisTM Ⅲ Cannulated Screw System，Kalamazoo，MI，USA）。此外，为增加螺钉在骨内的稳定性，减少松动的风险，在螺钉近端周围行骨水泥成形术（图 3-116）。事实上，由于肿瘤转移和随后进行的冷冻消融，此时的骨组织被认为是容易发生折断的。

随访 2 个月，患者疼痛症状完全缓解。

【并发症分析】

大约 50% 的癌症患者会发生骨转移，并且随着肿瘤总体生存率逐步提高骨转移发生也逐步增加。

骨转移后可能出现的症状：①化疗、类固醇治疗、放疗或经皮消融术继发的不全性骨折；②骨组织被肿瘤替代后发生病理性骨折；③肿瘤组织广泛侵犯承重骨而发生应力性骨折。

所有这些情况发生的疼痛都将极大影响患

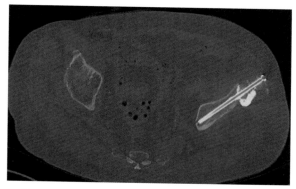
▲ 图 3-115　经皮骨固定术用于治疗左侧髂翼不全性骨折

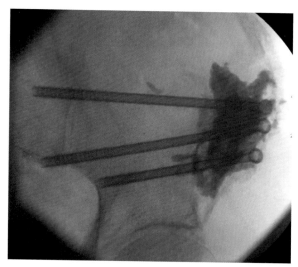
▲ 图 3-116　为增加螺钉在骨内的稳定性，减少松动的风险，在螺钉近端周围行额外的骨水泥填充

者的生活质量和预后，并增加死亡率。因此，治疗性或预防性的骨强化措施是有必要的。

不全性骨折的发生是由于化学药物疗法或类固醇治疗引起的骨质减少，或者在局部治疗（如放疗、经皮消融术）后，由于坏死削弱骨组织，同时血流减少，妨碍骨组织充分愈合。

因此，为避免发生继发的不全性骨折，特别对于承重骨在消融治疗后需要行骨强化治疗。

骨强化治疗需要根据目标骨的生物力学特点选取不同方法。尤其是在承重占主导地位的情况下（如椎体、髋臼等），可以单独进行骨水泥成形术。其他情况下，对于涉及非承重的区域（如骨盆环、股骨颈等），以螺钉为主的内固定术可单独应用或与骨水泥成形术联合应用。特别是对于病理性或不完全性骨折，可在内固定术后行骨水泥填充，这样做可减少螺钉松动或者填充骨缺损。

【预防策略及注意事项】

经皮消融术后的骨强化治疗是必要的，特别是避免支撑骨发生继发不全性骨折。骨强化治疗措施应根据目标骨的生物力学特点选择。

拓 展 阅 读

[1] Cazzato RL, Koch G, Buy X, et al. Percutaneous image-guided screw fixation of bone lesions in cancer patients: double-centre analysis of outcomes including local evolution of the treated focus. Cardiovasc Intervent Radiol. 2016; 39(10): 1455–1463

[2] Coleman RE. Clinical features of metastatic bone disease and risk of skeletal morbidity. Clin Cancer Res. 2006; 12(20 Pt 2):6243s–6249s

[3] Manglani HH, Marco RA, Picciolo A, Healey JH. Orthopedic emergencies in cancer patients. Semin Oncol. 2000; 27(3):299–310

[4] Cazzato RL, Buy X, Grasso RF, et al. Interventional radiologist's perspective on the management of bone metastatic disease. Eur J Surg Oncol. 2015; 41(8):967–974

[5] Garnon J, Koch G, Ramamurthy N, et al. Percutaneous CT and fluoroscopy-guided screw fixation of pathological fractures in the shoulder girdle: technical report of 3 cases. Cardiovasc Intervent Radiol. 2016; 39(9):1332–1338

[6] Cazzato RL, Garnon J, Tsoumakidou G, et al. Percutaneous imageguided screws meditated osteosynthesis of impeding and pathological/insufficiency fractures of the femoral neck in nonsurgical cancer patients. Eur J Radiol. 2017; 90:1–5

（六）微波消融治疗复发性转移瘤术后胆汁瘤

【病例概述】

患者女性，51 岁，直肠腺癌，肝转移瘤切除术后出现复发转移。她接受了肝组织活检、对位于第 Ⅱ、Ⅲ 段残肝切缘 1.2cm×1.2cm FDG 高代谢转移灶进行微波消融（MWA）治疗。

患者有右肝部分切除史，有新辅助放疗和化疗史，先后应用包括贝伐单抗和肝脏动脉泵灌注化疗在内的 3 种全身化疗方案。在消融治疗前的影像图片上可以看到肝脏存在术后胆汁瘤（11.6cm×9.5cm）并继发轻度胆管扩张（图 3–117）。

【初步治疗】

消融术前活检先确定肿块病理性质为恶性。患者取仰卧位，在超声、CT 和分剂量 ^{18}F-FDG PET/CT 引导下进行 MWA 治疗，分别用 2 根 PR15 微波消融电极（Ethicon，Madison，WI，USA）和 1 个温度探头（Medtronic，Minneapolis，MN，USA；图 3–118）进行 MWA 治疗。行单针 65W 6min、双针 65W 10min、单针 65W 10min 共 3 次消融并保证消融边缘互相重叠。消融同时在肿瘤边缘（距肿瘤 1cm）进行温度监测，当温度达到 70℃时停止消融。

术后即刻行三期 CT 增强扫描和分剂量（二次采集）^{18}F-FDG PET/CT 检查均未发现残存肿瘤病灶。靶肿瘤周围最小消融边缘＞10mm，消融范围为 5cm×3.6cm×3cm。在研究机构审查委员会（IRB）批准下，术后笔者对消融中心和边缘区域分别进行了组织活检，所取得的活检标本均未发现肿瘤存活。

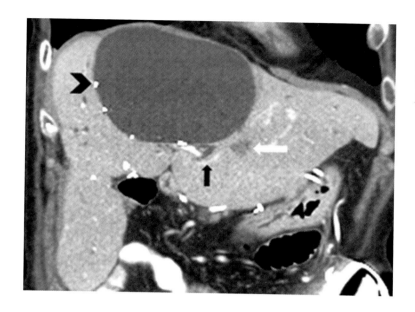

◀ 图 3-117　常规随访的 CT 增强扫描冠状位重建图片显示新发低密度肿瘤（白箭），巨大的术后胆汁瘤再现（黑箭头），左肝内胆管扩张（黑箭）

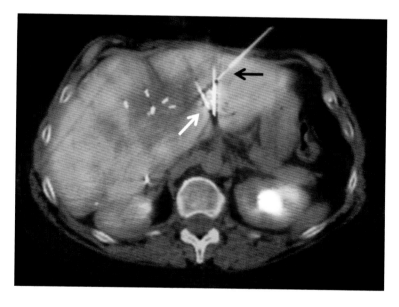

◀ 图 3-118　术 中 行 分 剂 量 18F-FDG PET/CT 扫 描，2 个 NeuWave 微 波 PR 15 针置于肿瘤内及边缘（白箭），温度传感探头放置在肿瘤的理想消融边缘（距肿瘤 10mm）以验证是否达到适当的边缘温度（70℃）（黑箭）

【手术中遇到的问题】

影像学和病理学评估均显示微波消融（MWA）治疗是成功的，消融完全且有足够的消融边缘。患者术后发热（38.2℃）第 2 天即消退，无其他不适症状，按标准流程，患者消融术后 1 个月内进行多期 CT 扫描作为新的影像学基线资料，以用来和后期的影像进行对比。

【术后并发症】

术后第 9 天，患者出现发热（39.4℃）、寒战、腹痛、低血压和白细胞增多；增强 CT 显示消融区存在 1 个 6cm×4cm 伴有气体的低密度灶（图 3-119）。

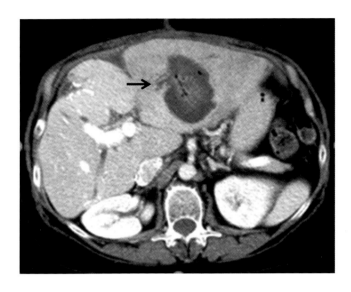

◀ 图 3-119　患者出现症状（消融术后第 9 天）后增强 CT 扫描。伴有气体的低密度消融灶（黑箭）也可能是正常的术后变化，然而，由于患者出现白细胞增多和发热，这个区域出现感染的可能性很大，因此选择引流。可见 1 支轻度扩张胆管

你会怎么做？

注意：

_____

_____

_____

_____

_____

_____

_____

_____

_____

_____

_____

_____

【可行的并发症处理方案】

微波消融术后消融腔内出现气体是 1 种常见的临床表现。对于无症状的患者，无须干预，后期的影像随访通常可见消融腔内气体消失。但对于以前做过手术，特别是胰十二指肠切除术的患者，感染风险要大得多，对此类影像表现应立即进行抗感染治疗。此外，对于这些高危患者，可考虑在消融后应用疗程为 14 天的预防性抗感染治疗。

当患者有症状时，特别是在发热和白细胞增多的情况下，除非有明确的其他病因，否则这些含有气体的积液可被视为脓肿。治疗手段应包括静脉滴注广谱抗生素和紧急行积液引流。

通过观察引流液的性状，可以初步判断消融腔是否与胆道系统交通。当怀疑引流液有胆汁成分时，应在透视下经引流管造影，以确定受损的胆管和胆管树的连接关系。但当消融腔较大或急性感染／炎症时，受损的胆管和与胆管树的连通可能不明显。一旦确定了有交通，应尽量通过胆道系统进行胆汁引流以促进消融腔愈合。

【最终并发症处理】

在 CT 引导下 20G Wescott 穿刺针穿刺、5F 引流管为该名患者进行了消融腔积液穿刺抽吸术，积液抽吸完全后拔出引流管，共抽吸出 15ml 混浊浆液样液体，引流液送微生物学检测，最终培养结果革兰阳性球菌呈阳性。无多余可抽吸液体。

由于患者微波消融（MWA）术后出现高热寒战，行外周血培养结果提示软弱克养菌生长，证实存在菌血症。患者共住院 8 天，期间予静脉注射万古霉素联合 14 天疗程的头孢曲松抗感染治疗。

【并发症分析】

目前公认经皮穿刺引流是该类患者最佳的治疗方法。尽管该患者前期存在巨大胆汁瘤、胆管扩张及应用贝伐单抗和 HAIP 化疗暴露史，而这些均是胆道并发症的高危因素，但由于消融腔道太小无法置入引流管，所以只进行了单独抽吸治疗，以期联合抗生素治疗能使患者痊愈。结果患者经抗菌治疗病情改善，未进行其他的额外干预。

术后 1 个月，患者出现腹痛、发热和白细胞升高。再次行增强 CT 显示除肝切除术后第 Ⅳ 肝段的胆汁瘤（11.2cm×8.6cm）外，在第 Ⅲ 肝段微波消融（MWA）区可见 1 个新的胆汁瘤（10.3cm×8.3cm）（图 3–120）生成，证实存在交通性胆汁瘤伴继发性胆管受压。患者肝切除术后第 Ⅳ 肝段胆汁瘤因胆管压迫，行内镜逆行胰胆管造影（endoscopic retrograde cholangiopancreatography，ERCP）及金属支架置入术。此外，患者还进行了 CT、超声和透视引导下的交通性胆汁瘤前外侧位引流术（图 3–121），共引流 650ml 胆汁，完全清除液体，微生物培养为阴性。患者引流前给予了头孢替坦和芬太尼预处理。

胆汁瘤引流术后第 9 天，患者出现大量胆汁排出（＞1L/d）。ERCP 显示恶性胆管狭窄，胆汁漏入肝切除部位的胆汁瘤中。针对胆管狭窄，将裸金属支架置于胆总管中进行腔道成形。在确定新发胆汁瘤和左胆管树之间的关系后，按如下方法处理胆汁漏。将胆道引流管更换为 6F 导管鞘（Cordis，Milpitas，CA，USA），使用 Bernstein 导管（Angiodynamics，Latham，NY，USA）和亲水超滑导丝（Terumo，Tokyo，Japan）从胆汁瘤瘤腔进入左胆管树，将导丝置入十二指肠，经导管将亲水超滑导丝置换为 Amplatz 硬导丝（Boston Scientific，Marlborough，MA，USA），经硬导丝置入了 1 根胆道内外引流管引流胆汁治疗胆汁漏。

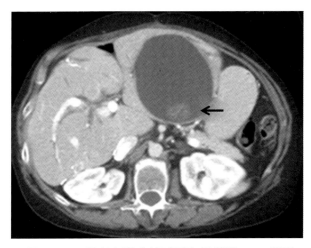

▲ 图 3-120　患者出现症状时再次行增强 CT：发现 1 个巨大液腔，内见稍高分层信号影，可能为少量残存组织或出血（黑箭）。这些积液后经皮穿刺引流

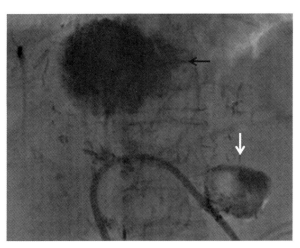

▲ 图 3-121　放置胆道引流管引流治疗以加快愈合：经胆汁瘤进入胆管树，放置内外胆道引流管引流。胆道造影显示消融术前第Ⅳ肝段（黑箭）与新发Ⅱ／Ⅲ肝段（白箭）胆汁瘤之间相通

　　第Ⅲ肝段胆汁瘤持续引流，瘤腔大小（3.4cm×3.1cm）。曾计划在最后一次随访中对第Ⅳ肝段胆汁瘤（9.6cm×7.1cm）进行引流，并使用支架重建胆道系统。

　　在局部消融后的末次随访中，患者肿瘤没有局部进展，肿瘤局部无进展生存期（LTPFS）为 10.7 个月，术后 1 年随访患者仍存活。

【预防策略及注意事项】

- 当以根治为目的经皮热消融术治疗继发性肝脏恶性肿瘤时，最小消融边缘应＞5mm，最好能保证边缘在 10mm，以实现肿瘤长期局部控制。

- 注意既往有 HAIP 治疗史和肝胆疾病（胆汁瘤、胆管扩张）的患者发生胆道并发症的风险增加。

- 在有上述胆道并发症危险因素的患者中，应考虑缩小消融边缘，形成 5～10mm 的最小消融边缘，但≤ 10mm。

- 在消融术后，当患者有症状时，特别是在发热和白细胞增多的情况下，除非有明确的其他病因，否则这些含有气体的积液可确诊为脓肿，应静脉滴注广谱抗生素和紧急行积液引流。

拓　展　阅　读

[1]　Kurilova I, Boas EKF, Yarmohammadi H, et al. Review of complications following thermal ablation of colorerctal cancer liver metastases. J Vasc Interv Radiol. 2018

[2]　Ito K, Ito H, Kemeny NE, et al. Biliary sclerosis after hepatic arterial infusion pump chemotherapy for patients with colorectal cancer liver metastasis: incidence, clinical features, and risk factors. Ann Surg Oncol. 2012; 19(5):1609–1617

[3]　Cercek A, D'Angelica M, Power D, et al. Floxuridine hepatic arterial infusion associated biliary toxicity is increased by concurrent administration of systemic bevacizumab. Ann Surg Oncol. 2014; 21(2):479–486

（七）射频消融联合骨水泥治疗邻近骨转移瘤致髋关节破坏

【病例概述】

患者女性，51 岁，既往乳腺癌，左髋臼发现无症状单发骨转移灶（图 3-122）。患者转移灶进展缓慢，经肿瘤小组讨论决定予行局部治疗。为方便在治疗过程中进行活检，选择使用射频消融术（RFA）进行治疗。同时也可以用骨水泥进行预防性骨质成形术，预防病理性骨折发生。

【初步治疗和影像学检查】

手术在全麻和 CT 引导下进行，2 根骨穿针分别穿入转移灶的上部和下部，先进行了活检，随后的病理证实了乳腺癌骨转移的诊断。接着通过骨穿针分别插入单极射频电极（裸露端 2cm，Cooltip，Covidien；Medtronic，Minneapolis，MN，USA）（图 3-123），进行 2 次连续消融（每次 5min，消融结束时针尖的温度为 80℃）。最后，通过 2 个骨穿针将聚甲基丙烯酸甲酯骨水泥注入骨转移瘤灶中（图 3-124），手术耗时 1h，术顺成功，术后患者第 2 天出院。

【手术中遇到的问题】

无。

【术后并发症】

在第 1 个月的随访中，患者主诉术后几天就出现了严重的髋关节疼痛。MRI 显示骨转移灶消融完全，有良好的安全消融边缘，但在消融区发生了炎症感染（图 3-125）。

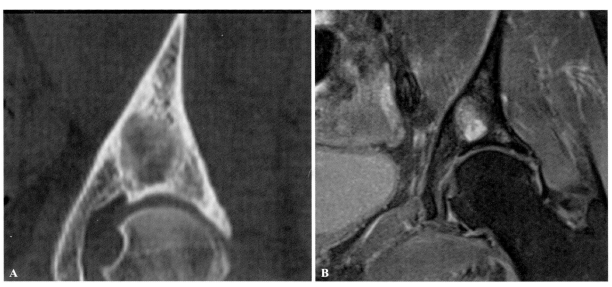

▲ 图 3-122　髋臼单发骨转移灶
A. CT 扫描；B. MRI 扫描

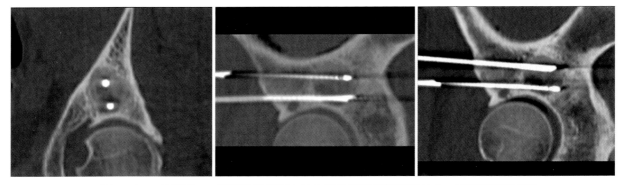

▲ 图 3-123　多平面 CT 重建显示经穿入的 2 根骨穿针进行转移灶上、下部连续热消融

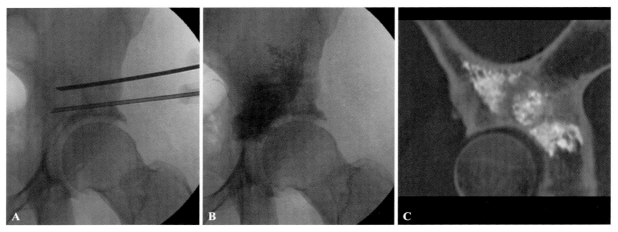

▲ 图 3-124　A 和 B. 透视下进行骨水泥骨质成形术；C. CT 重建

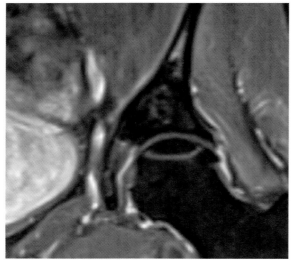

▲ 图 3-125　术后 1 个月时增强 MRI T_1 加权像显示骨转移灶消融完全

在疼痛开始的前几周应用类固醇类药物改善了症状，但随着时间的推移疼痛逐渐增加，至术后 1 年，患者已无法行走 > 100m。髋关节 X 线片显示髋关节快速退行性变，需要行全髋关节置换术（图 3-126）。

【并发症分析及处理】

这种骨退行性改变主要和关节的热损伤有关：①股骨头坏死；②股骨头和髋关节髋臼面的损害。致使患者在治疗后 1 年需要行全髋关节置换术。

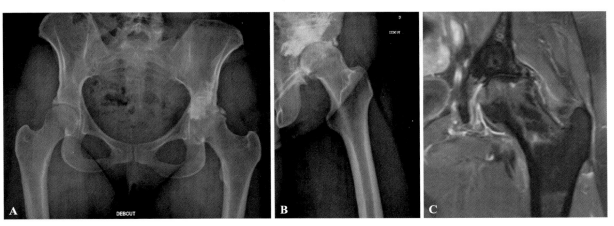

▲ 图 3-126　髋关节快速退行性变，需要在术后 1 年行全髋关节置换术

A 和 B. X 线片；C. 增强 MRI

【预防策略及注意事项】

• 注意由于邻近关节软骨的损伤而导致关节表面附近行热消融存在潜在风险。

• 在手术过程中可考虑关节镜辅助水循环射频消融治疗。

拓 展 阅 读

[1] Issack PS, Kotwal SY, Lane JM. Management of metastatic bone disease of the acetabulum. J Am Acad Orthop Surg. 2013; 21 (11):685–695

[2] Lane MD, Le HB, Lee S, et al. Combination radiofrequency ablation and cementoplasty for palliative treatment of painful neoplastic bone metastasis: experience with 53 treated lesions in 36 patients. Skeletal Radiol. 2011; 40(1):25–32

[3] Jakanani GC, Jaiveer S, Ashford R, Rennie W. Computed tomographyguided coblation and cementoplasty of a painful acetabular metastasis: an effective palliative treatment. J Palliat Med. 2010; 13(1):83–85

[4] Zoric BB, Horn N, Braun S, Millett PJ. Factors influencing intraarticular fluid temperature profiles with radiofrequency ablation. J Bone Joint Surg Am. 2009; 91(10):2448–2454

（八）肾活检后肾盏漏

【病例概述】

　　患者女性，52 岁，超声检查时偶然发现上腹部有 1 个 1.8cm 伴钙化的外生性病灶。尽管告知患者可选择进行定期观察随访，但患者征得其泌尿科主管医师的同意，最后还是进行了穿刺活检。

【初步治疗】

　　严格无菌消毒，在局部麻醉下，采用 18G 半自动软组织活检针在 CT 引导下行经皮穿刺活检（图 3-127）。

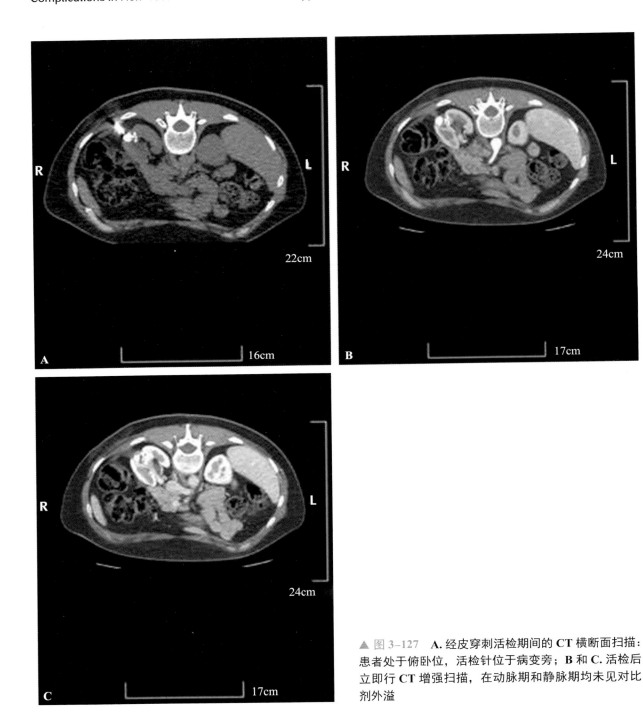

▲ 图 3-127　**A.** 经皮穿刺活检期间的 **CT** 横断面扫描：患者处于俯卧位，活检针位于病变旁；**B** 和 **C.** 活检后立即行 **CT** 增强扫描，在动脉期和静脉期均未见对比剂外溢

【手术中遇到的问题】

术后约 4h，患者出现严重疼痛和呕吐。

【影像学检查】

在没有注射对比剂的情况下行 CT 平扫，显示肾脏周围存在大量对比剂，最有可能来自肾盏渗漏。

【术后并发症】

无对比剂注射下的 CT 平扫显示肾脏周围存在大量对比剂，最有可能来自肾盏渗漏（图 3–128）。

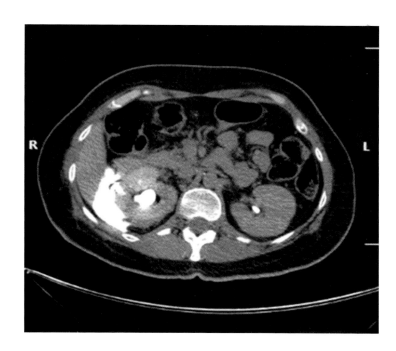

◀ 图 3–128　活 检 后 4h 的 CT 横断面扫描：肾脏周围存在大量对比剂，可能来自肾盏渗漏

你会怎么做？

注意：

【可行的并发症处理方案】

- 静脉注射抗生素。
- 经皮穿刺引流。
- 经皮肾造瘘术。
- 外科手术。

【最终并发症处理】

在超声和透视引导下行经皮肾造瘘术，予放置引流管。同时静脉滴注抗生素治疗，患者住院 2 天，2 天后症状消失（图 3-129）。

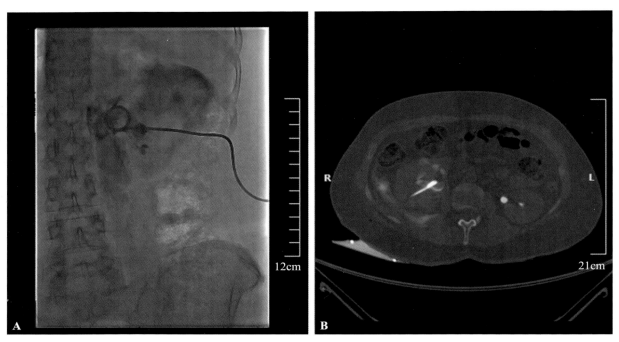

▲ 图 3-129　**A.** 前后位透视：肾造瘘导管位置良好；**B.** 肾造瘘术后立即行 **CT** 扫描：造瘘管通过肾下极肾盏系统置于肾盂中；肾周间隙仍有对比剂留存

【并发症分析】

活检靶标是生于肾盏憩室内的钙化，不存在真实病变（图 3-130）。

【预防策略及注意事项】

- 肾钙化性囊肿是指钙盐沉积于与收集系统不相连的肾盏憩室内或单纯肾囊肿内。
- 2% 的出血患者需要过夜的住院治疗。
- 术前影像学评估非常重要。

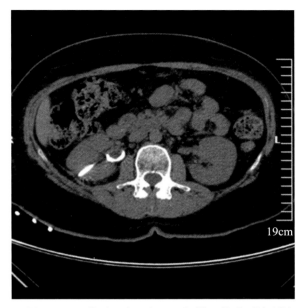

▲ 图 3-130 术后 1 个月行 CT 扫描，静脉对比剂注射 4h 后行 CT 扫描未见液体或对比剂外溢。予拔除肾造瘘导管

拓 展 阅 读

[1] Catalano OA, Samir AE. Renal biopsy. In: Interventional Radiology Procedures in Biopsy and Drainage. Gervais DA, Sabharwal T, eds. Lee M, Watkinson A, Series eds. London: Springer; 59–65

[2] Khan SA, Khan FR, Fletcher MS, Richenberg JL. Milk of calcium (MOC) cysts masquerading as renal calculi—a trap for the unwary. Cent European J Urol. 2012; 65(3):170–173

[3] Huang YS, Huang KH, Chang CC, Liu KL. Milk of calcium in abdomen. Urology. 2011; 77(3): 596–597

（九）肝脏热消融潜在致命并发症 —— 射频消融电极针错位致心包积血

【病例概述】

患者男性，50 岁，结直肠癌患者，原发肿瘤手术切除和同步肝脏转移灶非典型切除后至我科就诊。其中有 2 个肝脏转移灶未被切除，一个位于右肝叶中央，另一个位于肝 Ⅱ / Ⅲ 段。经肿瘤小组讨论，决定对其余 2 个病灶进行热消融治疗（图 3-131）。

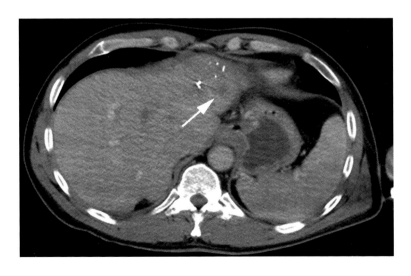

◀ 图 3-131 增强 CT 示左肝叶有 1.5cm 大小的转移灶（白箭）

【初步治疗和影像学检查】

手术在全麻、CT 引导下进行，第一步将肝右叶中央的转移瘤成功消融，无并发症。患者屏气情况下插入消融针，使用增量 CT 监测消融过程。

【手术中遇到的问题】

用 22 号 Chiba 穿刺针成功定位肝 II / III 段转移灶，该针用于引导射频电极的插入。由于先前 II 段肝包膜下病灶曾行非典型切除，使靶病灶被坚硬的瘢痕组织包绕，阻碍了射频电极的穿入。在插入 14 号射频消融针（12cm Talon Semiflex，Angiodynamics；Queensbury，NY，USA）的过程中，消融针偏离既定路线，沿着肝左叶包膜直至心脏。进针后的 CT 扫描显示针尖位置靠近右心室底部，可能位于心肌周围和（或）心肌内（图 3-132）。

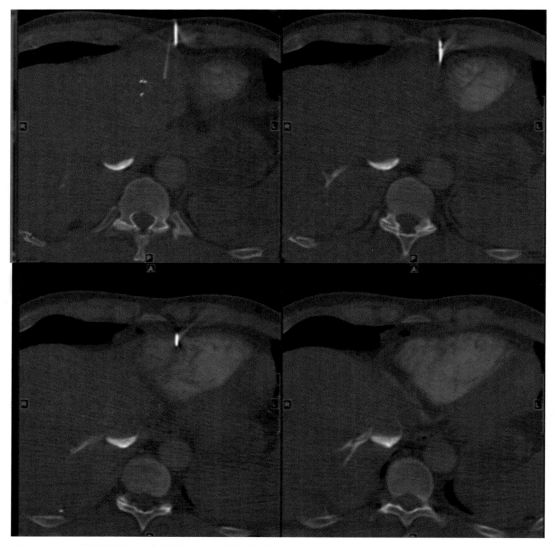

▲ 图 3-132　初始横断面 CT 扫描显示肝脏外部消融电极尖端位于心包位置。22G 穿刺针头部仍贴近转移灶

【术后并发症】

　　射频消融电极错位至心脏内或心脏附近可能会导致穿孔。为了进一步确定电极的确切位置，予行增强 CT 扫描，多平面重建显示针尖直接位于右心室底部附近，没有活动性出血的迹象（图 3-133 和图 3-134 ）。

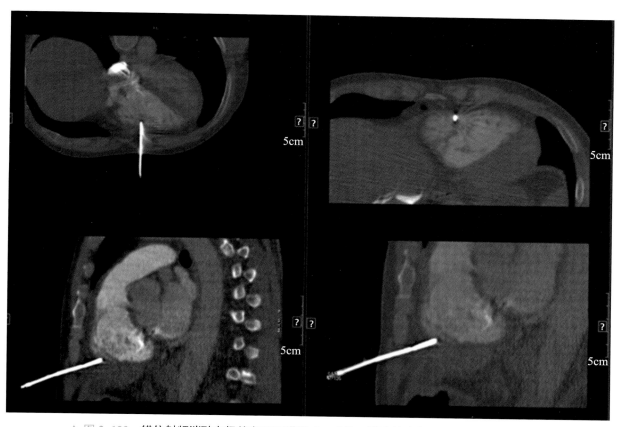

▲ 图 3-133　错位射频消融电极的多平面增强 CT 成像，排除被穿刺心脏的活动性出血可能

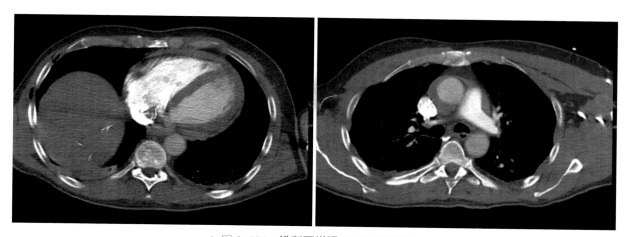

▲ 图 3-134　横断面增强 CT 示心包积血

【并发症分析及处理】

14G 射频消融针进针操作未在 CT 透视或实时超声引导下进行。CT 扫描仅用于计划制订和导航。

尽管在插入消融针时感觉到轻微的阻力，但还是"盲目地"继续进针。

当检测到消融针移位，立即进行心脏超声检查，显示电极位于心包内而没有穿透心肌。在超声引导下，移除消融针并进行三期对比增强 CT 扫描，未见活动性出血的迹象，但是形成了主动脉根心包皱襞处 2cm 厚的心包积血。

从手术开始至消融针移除，患者始终保持血流动力学稳定。患者插管，每 0.5 小时进行 1 次心脏超声检查。手术后 2h，心包积血没有进展，患者拔管，后未出现任何症状，恢复良好。随访期间患者心包积血完全消失，后被转诊到外科手术切除左肝叶剩余的转移灶。

【预防策略及注意事项】

• 注意热消融电极对邻近器官的潜在风险，刺穿重要器官可能是致命的。
• 对于手术及进针规划，必须在多个平面对靶标及附近器官解剖结构进行评估。
• 应使用 CT 扫描或实时超声来辅助射频消融针放置。
• 对于进针困难病变部位可考虑液体灌注（人工胸水或人工腹水）下进行穿刺。
• 心脏压塞是一种罕见但严重的肝脏消融并发症，可能是由于热损伤或直接误穿引起。

拓展阅读

[1] Chung MW, Ha SY, Choi JH, et al. Cardiac tamponade after radiofrequency ablation for hepatocellular carcinoma: case report and literature review. Medicine (Baltimore). 2018; 97(49):e13532

[2] Kwon HJ, Kim PN, Byun JH, et al. Various complications of percutaneous radiofrequency ablation for hepatic tumors: radiologic findings and technical tips. Acta Radiol. 2014; 55(9):1082–1092

[3] Rhim H, Yoon KH, Lee JM, et al. Major complications after radiofrequency thermal ablation of hepatic tumors: spectrum of imaging findings. Radiographics. 2003; 23(1):123–134, discussion 134–136

[4] Loh KB, Bux SI, Abdullah BJ, Raja Mokhtar RA, Mohamed R. Hemorrhagic cardiac tamponade: rare complication of radiofrequency ablation of hepatocellular carcinoma. Korean J Radiol. 2012; 13 (5):643–647

[5] Gao J, Sun WB, Tong ZC, Ding XM, Ke S. Successful treatment of acute hemorrhagic cardiac tamponade in a patient with hepatocellular carcinoma during percutaneous radiofrequency ablation. Chin Med J (Engl). 2010; 123(11): 1470–1472

[6] Silverman ER, Lai YH, Osborn IP, Yudkowitz FS. Percutaneous radiofrequency ablation of hepatocellular lesions in segment II of the liver: a risk factor for cardiac tamponade. J Clin Anesth. 2013; 25 (7):587–590

（十）结直肠癌肝转移电化学治疗后消融腔感染

【病例概述】

患者女性，70 岁，肝内出现了快速进展的孤立性转移灶，原发灶已活检病理证实为直肠癌。由于曾行半肝切除术，残肝的储备功能受限。患者在经过直肠肿瘤切除术、放化疗和肝转移半肝切除术后系列治疗后，持续进展的残肝病灶是全身唯一存在的肿瘤转移灶。该孤立性肝转移灶为手术切除边缘复发，曾予多疗程、多方案全身化疗及靶向治疗，至少包括氟尿嘧啶 / 亚叶酸钙联合奥沙利铂（FOLFOX）和伊立替康（FOLFIRI）、卡培他滨、贝伐单抗和氟尿苷 / 替吡拉西复合药。病程中患者出现胆汁淤积行胆道支架治疗，由于肿瘤大小（直径 10cm）和位置的关系，患者无法再次行手术切除、热消融（包括射频、微波和冷冻消融）及立体定向放射治疗指针（图 3–135），为了避免预期的并发症，多学科讨论后决定使用电化学疗法（electroconvulsive therapy，ECT）进行局部治疗。患者虽然既往经历过多种治疗方法，但仍保持较好的体力状态（卡氏评分 90%/ECOG 评分 0 分）。

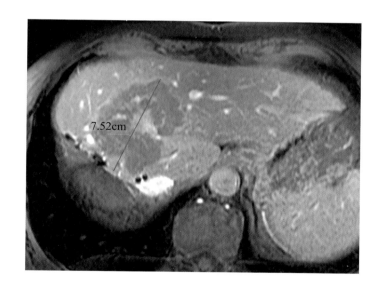

◀ 图 3–135　残肝靶病灶 **MRI** 增强扫描，推测为半肝手术切除边缘复发转移灶

【初步治疗】

CT 引导下的肝转移瘤电化学治疗（图 3–136 至图 3–138）。

【手术中遇到的问题】

ECT 后炎症指标增加，持续 3 周。除此之外本次 ECT 是一个技术上成功、过程顺利的电化学消融手术，未见其他并发症。

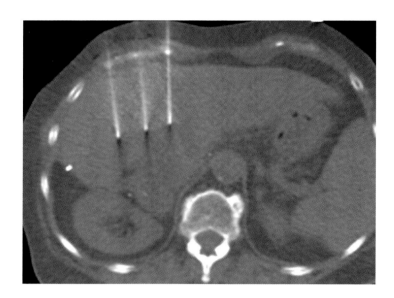

◀ 图 3-136　横断面 CT 扫描显示电化学治疗探头的位置。先静脉注射 15mg 博来霉素，静脉注射后约 8min，启动电穿孔治疗

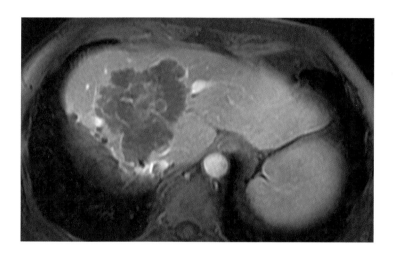

◀ 图 3-137　轴位增强 MRI（T_1 脂肪饱和度）显示电化学治疗后 2 天的消融区域，说明整个靶病变的消融完全

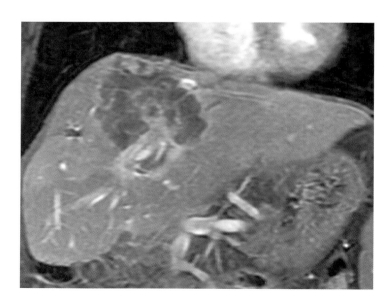

◀ 图 3-138　电化学疗法具有保留血管结构的能力。在后期各时间段随访影像学（MRI 增强扫描）均未见到脓肿形成的征象

【影像学检查】

肝脏 MRI 增强扫描。

【术后并发症】

消融腔的亚临床感染，可能是封闭的胆道支架引起。

【可行的并发症处理方案】

- 敏感抗生素口服或静脉滴注治疗，首选静脉给药。
- 必要时脓肿引流。
- 手术（如果脓肿引流失败）。

【最终并发症处理】

静脉滴注抗生素治疗（环丙沙星联合甲硝唑）。

【并发症分析】

巨大肝脏恶性肿瘤的 ECT 治疗和留置胆道支架导致了局部感染。

【预防策略及注意事项】

- ECT 治疗前已进行 ≥ 5 天预防性抗生素治疗。
- ECT 治疗前禁食 2～3 天，以减少肠道菌群。

拓展阅读

[1] Tarantino L, Busto G, Nasto A, et al. Electrochemotherapy of cholangiocellular carcinoma at hepatic hilum: a feasibility study. Eur J Surg Oncol. 2018; 44(10):1603–1609

[2] Campana LG, Edhemovic I, Soden D, et al. Electrochemotherapy—emerging applications technical advances, new indications, combined approaches, and multi-institutional collaboration. Eur J Surg Oncol. 2019; 45(2):92–102

[3] Cornelis FH, Korenbaum C, Ben Ammar M, Tavolaro S, Nouri-Neuville M, Lotz JP. Multimodal image-guided electrochemotherapy of unresectable liver metastasis from renal cell cancer. Diagn Interv Imaging. 2019:2211–5684

六、血管并发症

（一）微波消融乙状结肠腺癌亚厘米级肝转移后的动静脉瘘

【病例概述】

患者女性，68 岁，4 年前被诊断为乙状结肠腺癌，她接受了全身化疗，并接受了腹腔镜左半结肠切除术。大约术后 2 年，在随访时的 CT 连续横断面成像中，发现她有新的肝转移灶，随后进行了手术切除并通过肝动脉置管进行直接动脉化疗。术后 1 年，在患者门静脉附近发现有 1 个 7mm×7mm 低密度病灶，与肝脏内疾病进展一致（图 3–139）。经过多学科讨论后，该患者被认为较适合行经皮微波消融（MWA）治疗。

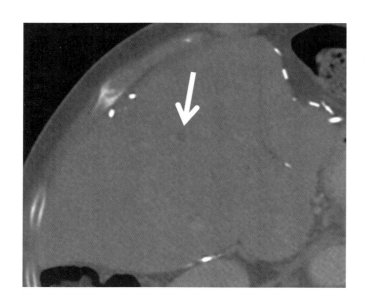

◀ 图 3–139　CT 增强扫描发现肝内 1 个新的 7mm 直径低密度病灶，毗邻门静脉右支（白箭）

【初步治疗】

对亚厘米级复发性结肠癌肝转移患者行经皮微波消融（MWA）治疗，用超声、CT、分剂量 ^{18}F-FDG PET/CT 技术进行肿瘤的定位及微波消融（MWA）探针的放置，用分剂量 ^{18}F-FDG PET/CT 和 CT 增强扫描评估消融技术的成功率。

根据亚厘米级肿瘤的大小，使用单个 Neuwave PR15 消融电极（Ethicon，Madison，WI，USA），共计进行 4 次重叠的"低功率慢速"消融，为免损坏相邻的门静脉，用 35W 的功率持续消融 10min。最初消融进行了 2 次重叠，但 CT 增强扫描显示消融范围不足，再次进行了 2 次重叠的消融。距肝静脉的最小消融切缘为 5mm，下切缘为 8mm，肿瘤其他区域 10mm 以上，消融区尺寸为 2.8cm×2.5cm×2.4cm。

在第 2 个消融周期结束时进行了三期 CT 和分剂量 ^{18}F-FDG PET/CT 检查（图 3–140），在消融区内未观察到代谢摄取，也未见对比剂显影。因此，认为该 28mm×24mm×25mm 的低密度区域，即为治疗后的消融区。患者无明显症状，并准备进行下一步的观察随访。

【手术中遇到的问题】

无。患者已成功接受微波消融（MWA）治疗，消融即刻 ^{18}F-FDG PET/CT 和三期 CT 扫描均显示肿瘤已完全消融，且没有发现存在血管异常。

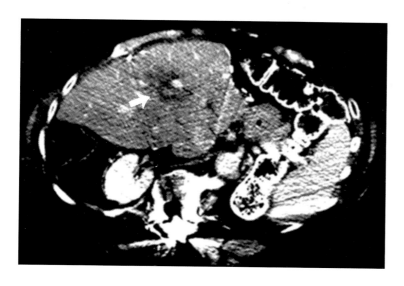

◀ 图 3-140　术中 CT 扫描显示消融区足够大（白箭）

【影像学检查】

患者计划在消融后 1 个月进行常规多期 CT 扫描检查，这将作为新的基线影像用于后续随访比较。

【术后并发症】

在微波消融（MWA）术后 3.5 个月随访的影像学检查中，偶然发现动脉期呈现出区域性高灌注消融区。在消融缺损区，远端门静脉分支在动脉期表现出与邻近肝动脉相似的衰减，而近端门静脉显示出正常的衰减表现，这些发现提示肝内存在动门静脉分流（图 3-141）。

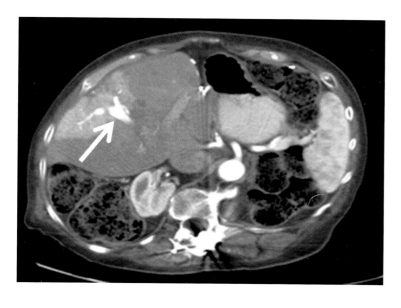

◀ 图 3-141　CT 增强动脉期示消融区周围灌注异常，远端门静脉对比剂充盈程度（白箭）与肝动脉一致，近端门静脉密度正常

你会怎么做？

注意：

_____

_____

_____

_____

_____

_____

_____

_____

_____

_____

_____

【可行的并发症处理方案】

- 门动静脉瘘栓塞术。

- 不建议进行保守的"观察和等待"，以及密切的影像学随访，因为随着疾病进展，存在着门静脉高压症和肝衰竭的风险。

【最终并发症处理】

进行了诊断性动脉造影，对肠系膜上动脉、腹腔干和肝右动脉进行了数字减影血管造影（DSA）检查。将 PROGREAT 微导管（Terumo，Sumerset，NJ，USA）推至肝右动脉，DSA 显示肝动脉远端与门静脉远端分支表现出快速的动脉 - 门静脉分流。使用可脱卸的 Ruby 弹簧圈（Penumbra，CA，USA）和 Gelfoam 无菌吸收性明胶海绵（Pfizer，New York City，NY，USA）进行了栓塞治疗，直至闭塞了动静脉瘘，门静脉不再显影（图 3-142）。

患者并未出现局部肿瘤进展，局部肿瘤无进展生存期为 36.6 个月；然而，患者未经治疗的肝脏出现疾病进展。消融 5 年后的最后一次随访中，患者仍存活。

【并发症分析】

尽管是术后罕见并发症，但热消融可能损害诸如肝动脉、肝静脉、门静脉或胆管等相邻结构，也是众所周知的。当使用经皮消融治疗尝试治愈继发性肝转移恶性肿瘤时，为了实现局部肿瘤的长期控制，消融范围必须大于肿瘤边缘 5mm，最好距肿瘤边缘 10mm。然而，这种最小的消融边缘不是总能实现的，尤其是当病变位于肝脏中心并与大型中央血管相邻时，由此产生的散热现象会影响

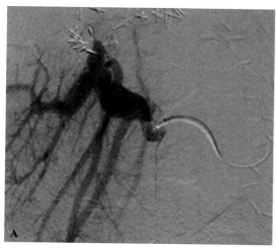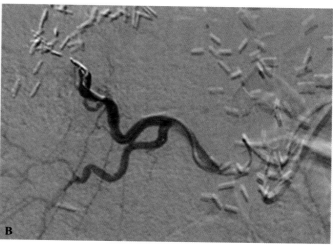

▲ 图 3-142　**A.** 肝右动脉选择性数字减影血管造影显示，肝动脉血流流至门静脉，门静脉内对比剂显影；**B.** 栓塞后成像

热量在肿瘤内沉积。而与热消融相比，微波消融（MWA）受此影响较小。在治疗这个患者时，我们对非常接近门静脉分支的位置进行了微波消融（MWA），对获得足够的最小消融边缘造成了影响，因此需要额外的消融将最终消融区扩展到门静脉分支，随后导致门静脉损伤和动门静脉瘘。该患者完全无症状，因此可以采取保守的"观察和等待"方法，尽管这可能会导致门静脉高压并最终导致肝衰竭。最终，我们决定修复动静脉瘘。

较小的肝动脉 – 门静脉分流的少有临床表现，但是，在一些患者中，如果一段时间内不及时治疗，这些异常可能会导致明显异常的肝脏灌注和门静脉高压。计划行经导管动脉治疗时，这些分流的重要性更高。如果行经导管动脉治疗，考虑到分流的直径较大，以及血流较快，应在处理病灶之前先行栓塞治疗。

【预防策略及注意事项】

当使用经皮消融治疗尝试治愈继发性肝转移恶性肿瘤时，为了实现局部肿瘤的长期控制，消融范围必须大于肿瘤边缘 5mm，理想情况是距肿瘤边缘 10mm。

如果病变非常靠近主要肝脏结构，难以获得足够的消融边缘且病变相对较小（＜ 1cm），应该考虑使用其他非热消融方式，如不可逆的电穿孔，这样可以减少对肝脏血管和胆管的损伤。

当使用微波消融（MWA）进行紧邻血管和胆管的病变消融，应使用相对较低的功率行"低功率慢速"消融。

较小的肝动脉 – 门静脉分流临床症状不明显，但是，从长远角度来看，如果不加以治疗，可能会导致明显的异常肝脏灌注和门静脉高压。计划行经导管动脉治疗时，这些分流的重要性更高，如果分流的直径较大，以及血流较快，应在处理病灶之前先行栓塞治疗。

拓 展 阅 读

[1] Lahat E, Eshkenazy R, Zendel A, et al. Complications after percutaneous ablation of liver tumors: a systematic review. Hepatobiliary Surg Nutr. 2014; 3(5):317–323

[2] Ding J, Jing X, Liu J, et al. Complications of thermal ablation of hepatic tumours: comparison of radiofrequency and microwave ablative techniques. Clin Radiol. 2013; 68(6):608–615

[3] Bertot LC, Sato M, Tateishi R, Yoshida H, Koike K. Mortality and complication rates of percutaneous ablative techniques for the treatment of liver tumors: a systematic review. Eur Radiol. 2011; 21(12):2584–2596

（二）诊断性肾穿刺后动静脉瘘

【病例概述】

患者男性，73 岁，罹患慢性肾衰竭，行右肾穿刺活检，以诊断潜在未知的肾脏疾病。回顾分析了患者病史和实验室检查，尤其是凝血功能和肌酐水平，并未见特殊异常。

【初步治疗】

在患者清醒、镇静状态下，在超声引导下对肾下极行经皮穿刺活检（图 3-143）。通常采用后入路穿刺肾下极，沿着 Brodie 无血管区，从而最大限度减少并发症的风险。

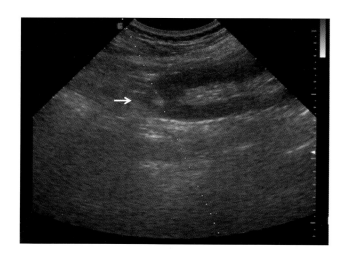

◀ 图 3-143　右肾纵向超声显示，18G 穿刺针的高回声尖端在右肾下极采集了部分实质组织（白箭）

【手术中遇到的问题】

活检后 2h，患者出现急性大量血尿，实验室检查数据异常，同时伴右侧季肋区疼痛。

【影像学检查】

对患者行经股动脉肾动脉造影，在肾下极表现出异常的肾动静脉瘘（图 3-144），导致动脉血分流至压力较低的静脉系统。

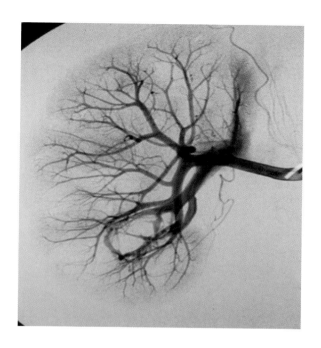

◀ 图 3-144　选择性右肾动脉血管造影显示动静脉瘘，肾下极引流静脉早期显影

你会怎么做？

注意：

【可行的并发症处理方案】

- 经动脉选择性血管栓塞术。

- 手术治疗（部分或全部肾切除术）。

- 经动脉选择性血管栓塞术联合手术治疗。

【最终并发症处理】

采用经动脉选择性血管弹簧圈栓塞术治疗，从右股总动脉置入导管至动静脉瘘处（图 3-145），并在血管内填塞几个微弹簧圈（图 3-146）。

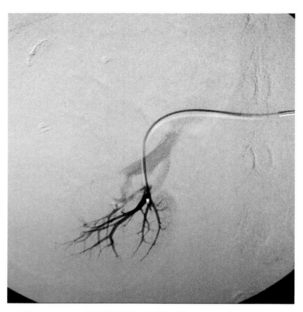

▲ 图 3-145　采用微导管超选择性下极动脉造影，微导管位于肾下极责任动脉

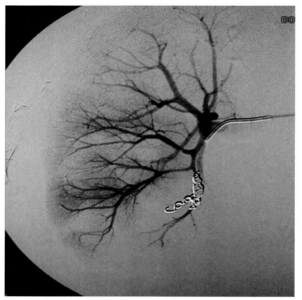

▲ 图 3-146　肾栓塞后选择性血管造影显示在静脉瘘处填塞数个弹簧圈，既未观察到动静脉瘘，也未观察到早期静脉显影

【并发症分析】

在活检时，穿刺针同时穿过动脉和静脉，造成了动静脉异常通路。尽管这是个可能威胁到生命的情况，但及时发现问题后可通过介入方法对其进行治疗。血管造影不仅可以显示动静脉瘘的位置，还能同时进行介入治疗。在行血管造影前，CT 增强扫描可有助于确定出血来源，以便术前规划如何进行介入操作，并能反映出潜在出血并发症所致的腹腔内远期变化。

【预防策略及注意事项】

• 在进行肾活检之前评估凝血功能非常重要。
• 活检后需要仔细观察患者病情变化。
• 栓塞术是治疗肾动静脉瘘的有效方法。

拓 展 阅 读

[1]　Sosa-Barrios RH, Burguera V, Rodriguez-Mendiola N, et al. Arteriovenous fistulae after renal biopsy: diagnosis and

outcomes using Doppler ultrasound assessment. BMC Nephrol. 2017; 18(1):365

[2] Feldmann Y, Böer K, Wolf G, Busch M. Complications and monitoring of percutaneous renal biopsy—a retrospective study. Clin Nephrol. 2018; 89(4):260–268

[3] Maruno M, Kiyosue H, Tanoue S, et al. Renal arteriovenous shunts: clinical features, imaging appearance, and transcatheter embolization based on angioarchitecture. Radiographics. 2016; 36(2): 580–595

（三）胆道引流时肝左动脉破裂

【病例概述】

患者男性，70 岁，无特殊既往病史，出现阻塞性黄疸和胆管炎。最初的超声检查发现其存在胆管扩张及肝实性病变，随后进行了 CT 扫描检查，证实胰头实性肿物导致了胆道梗阻，且肝内存在多发转移病灶，病变分期为 $T_2N_0M_1$。建议对该患者行胆道引流，并对其中 1 个肝脏病变进行穿刺活检。

【初步治疗】

内镜逆行胰胆管造影失败后，决定行经皮穿刺引流。签署书面知情同意书后，在无菌条件下，局麻后，在超声引导下穿刺肝左叶。胆管造影证实远端胆总管闭塞，置入 8.5F 导管，对肝脏病变进行活检以确认其转移来源，并考虑对患者行姑息治疗。随后决定通过引流管置入金属支架，该操作需在全身麻醉下进行。远端胆总管病变处用亲水导丝穿过，通过导丝置入 1 个 8mm×10cm 的自膨式胆道支架。从病变处获取样本用于细胞学检查，8.5F 内 – 外胆道引流管留在原位。

【手术中遇到的问题】

当置入内 – 外引流管时，患者出现大出血，遂建议定期冲洗引流管，在 1 周后取出引流管。胆管造影显示胆道系统无明显扩张，但胆道支架几乎完全被血块阻塞（图 3–147）。由于患者无法在镇静条件下耐受手术，因此对该患者进行了全身麻醉。胆道引流管通过引入导丝后取出，并置入 6F 鞘管。胆管造影显示在支架的远端存在充盈缺陷，后尝试使用球囊清除血块，但没有明显效果。在这一支架内，重新置入 1 个新的可通过内镜移动的 10mm×10cm 覆膜支架（图 3–148）。最终的胆管造影结果令人满意，但在手术过程中出现中度出血，遂在胆道内留置 8.5F 内 – 外引流管。4 天后，在局部麻醉和轻度镇静的情况下，取出引流管。当通过导丝撤出引流管时，从穿刺点涌出的血液快速且有搏动性，患者立即出现血压下降、心动过速。通过导丝置入新的 10F 引流管后，立即对患者进行液体复苏。

【影像学检查】

立即对患者进行 CT 增强检查，未发现任何区域有对比剂外渗，但观察到引流管靠近肝左动脉小分支。

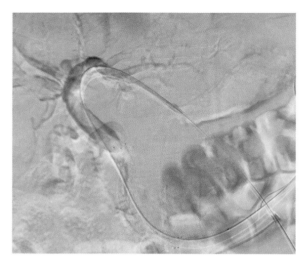

▲ 图 3-147　初次胆道支架置入后 1 周的胆管造影显示，胆道支架几乎完全被血块阻塞，十二指肠内无对比剂显影

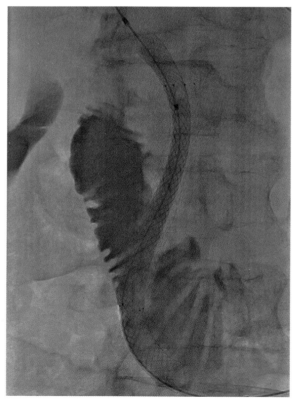

▲ 图 3-148　用球囊清除血块后，将 1 个 10mm× 10cm 的覆膜支架置入先前的支架内，可见对比剂在肠道内显影

【术后并发症】

胆道引流过程中肝左动脉破裂。

你会怎么做？

注意：

_____

_____

_____

_____

_____

_____

_____

_____

_____

【可行的并发症处理方案】

- 将胆管引流保持在原位。

- 立即行血管造影检查，考虑是否需要栓塞。

- 考虑手术治疗。

- 更换更大规格的胆道引流管。

【最终并发症处理】

最终决定立即栓塞肝左动脉分支。操作在局部麻醉下进行，从右股动脉穿刺成功后，置入 6F 鞘管，后超选至肝动脉。当胆道引流管在原位时，血管造影没有显示有任何区域的对比剂外渗（图 3-149）。小心撤出胆道引流管后，血管造影显示胆道系统完全显影且胆道支架内有对比剂显影（图 3-150）。超选择性栓塞肝左动脉破裂出血小分支时，使用组织丙烯酸胶（与碘化油以 1：4 比例混合）和 2mm×2mm 可

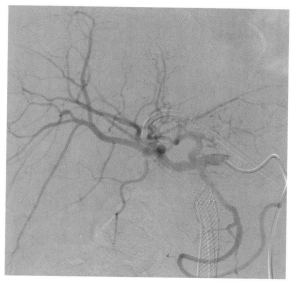

▲ 图 3-149　当胆道引流管在原位时，肝动脉血管造影没有显示有任何区域的对比剂外渗

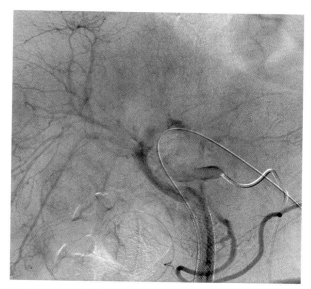

▲ 图 3-150　拔除胆道引流管后，肝动脉血管造影显示胆道系统完全显影且胆道支架内有对比剂显影

脱卸微弹簧圈进行栓塞。栓塞后的血管造影证实，取出引流管后胆道系统不再显影（图 3-151）。患者术后病情保持稳定，并在 5 天后出院。在 2 个月的随访中，该患者没有再出现黄疸。

【并发症分析】

即使在超声引导进行穿刺胆道的情况下，也可能发生肝动脉破裂，尤其是在进行肝门区穿刺时。如果破裂的动脉与胆道系统相通，则会发生胆道出血，破裂的血管需要尽早发现并进行相应处理。使用更大规格的胆道引流管，可有效封闭门静脉小分支破裂引起的出血，但很少能解决需要栓塞治疗的动脉损伤。在这种特殊情况下，只有当引流管撤出时才会观察到血液外渗，这也导致了技术上的困难，必须立即将引流管重新置入原位，才能避免大量出血。

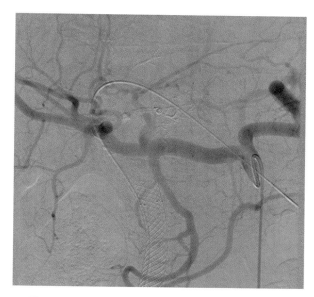

▲ 图 3-151　用丙烯酸组织胶和弹簧圈栓塞肝左动脉小分支后，肝动脉血管造影显示取出引流管后胆道系统不再显影

【预防策略及注意事项】

- 如果可以，尽量使用彩色多普勒超声引导，避开肝脏的血管结构。
- 当发生血管破裂时，尝试明确出现的是低压力的门静脉分支破裂，还是高压力的动脉破裂。
- 发生动脉损伤时，考虑栓塞治疗。

拓 展 阅 读

[1] Krokidis M, Hatzidakis A. Percutaneous minimally invasive treatment of malignant biliary strictures: current status. Cardiovasc Intervent Radiol. 2014; 37(2):316–323

[2] Choi SH, Gwon DI, Ko GY, et al. Hepatic arterial injuries in 3110 patients following percutaneous transhepatic biliary drainage. Radiology. 2011; 261(3):969–975

[3] Rivera-Sanfeliz GM, Assar OS, LaBerge JM, et al. Incidence of important hemobilia following transhepatic biliary drainage: left-sided versus right-sided approaches. Cardiovasc Intervent Radiol. 2004; 27(2):137–139

[4] Saad WE, Davies MG, Darcy MD. Management of bleeding after percutaneous transhepatic cholangiography or transhepatic biliary drain placement. Tech Vasc Interv Radiol. 2008; 11(1):60–71

（四）经皮肾穿刺活检术后肾动脉假性动脉瘤

【病例概述】

患者男性，65 岁，怀疑患有间质性肾炎，没有其他并发症，拟行经皮肾穿刺活检术。

【初步治疗】

计划在严格无菌的条件下，对该患者行超声引导的经皮肾穿刺活检术（图 3-152），局部麻醉后在超声引导下插入一根 16G 自动软组织活检针，并从左肾下极进行采样。

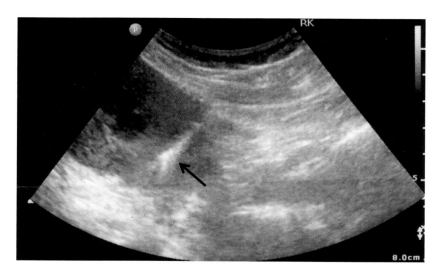

◀ 图 3-152 超声引导下经皮穿刺活检时的图像——活检针（黑箭）位于左肾下极

【手术中遇到的问题】

手术过程未见明显并发症发生。

【影像学检查】

1 周后，患者进行了胸部 CT 扫描（与活检无关）。

【术后并发症】

左肾显示有肾脏假性动脉瘤形成（图 3-153）。

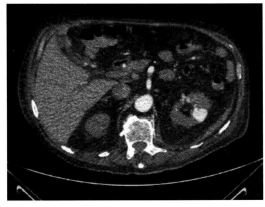

▲ 图 3-153　CT 扫描（对比剂注射后的动脉期），显示左肾下极出现假性动脉瘤

你会怎么做？

注意：

_____

_____

_____

_____

_____

_____

_____

_____

【可行的并发症处理方案】

- 保守治疗，观察肾假性动脉瘤是否会自发消退或闭塞。
- 超声引导下经皮注射栓塞材料。
- 经动脉用栓塞材料或弹簧圈进行栓塞。
- 手术（切除并封闭动脉缺损或切除并结扎病变动脉）。
- 手术（肾切除术）。

【最终并发症处理】

　　通过穿刺对侧股总动脉进行血管内治疗（6F 鞘管、5F 血管造影导管），用微导管（2.7F）进行超选，后用弹簧圈对责任血管进行栓塞（图 3-154）。

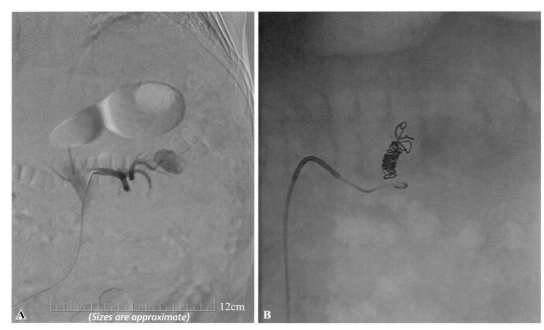

▲ 图 3-154　A. 用 **5F Cobra** 导管在肾动脉水平进行血管造影术中的透视图——可见假性动脉瘤；**B.** 通过微导管（**2.7F**）放置弹簧圈

【并发症分析】

经皮肾穿刺活检术后，肾假性动脉瘤的发生率约为 5%，在该患者的活检过程中，造成了肾动脉分支的损伤。

【预防策略及注意事项】

- 任何时候，当接受肾脏介入治疗的患者，出现贫血、季肋区疼痛或血尿等症状时，应高度怀疑肾脏假性动脉瘤的形成。

- 对由肾动脉较小分支引起的肾脏假性动脉瘤，经血管选择性动脉栓塞术可作为一线治疗手段。

- 对由肾动脉主干引起的肾脏假性动脉瘤，仍可保留手术替代治疗。

- 当决定治疗肾脏假性动脉瘤时，应考虑患者的临床状况、治疗获益，以及威胁生命的出血风险。

拓 展 阅 读

[1]　Guo H,Wang C, Yang M, et al. Management of iatrogenic renal arteriovenous fistula and renal arterial pseudoaneurysm by transarterial embolization: a single center analysis and outcomes. Medicine (Baltimore). 2017; 96(40):e8187

[2]　Gonzalez-Aguirre AJ, Durack JC. Managing complications following nephron-sparing procedures for renal masses. Tech Vasc Interv Radiol. 2016; 19(3):194–202

[3]　Ngo TC, Lee JJ, Gonzalgo ML. Renal pseudoaneurysm: an overview. Nat Rev Urol. 2010; 7(11):619–625

七、神经系统并发症

（一）腹腔神经丛阻滞术中出现下肢完全性运动障碍

【病例概述】

患者女性，54 岁，晚期胰腺癌伴全身多发转移，因持续性上腹腔痛长期使用最大限度的阿片类药物治疗，但效果不佳，拟行腹腔神经丛损毁术。术前的增强 CT 扫描显示肿瘤广泛浸润双侧椎旁和膈肌角后间隙（图 3-155）。在 TH_{12} 水平，行 CT 引导下行双侧膈肌脚后神经丛损毁术（图 3-156）。患者采取俯卧位，局部麻醉后，使用 2 根 22G 腰穿针置入双侧膈肌脚后间隙。此后，通过每根针注射 2ml 对比剂，检查对比剂在膈肌脚后间隙的扩散情况。每根针注射 1% 利多卡因 1ml 和无水乙醇 5ml。患者术后 10 天里没有疼痛，10 天后疼痛再次出现。

【初步治疗】

采用上述相同技术在 TH_{12} 的几乎相同的水平进行新的腹腔神经丛损毁术（图 3-157）。

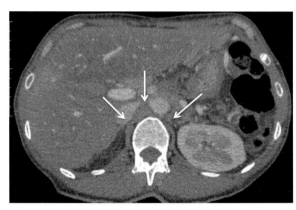

▲ 图 3-155　治疗前增强 CT 扫描显示肿瘤广泛浸润双侧椎旁和膈肌脚后间隙（白箭）

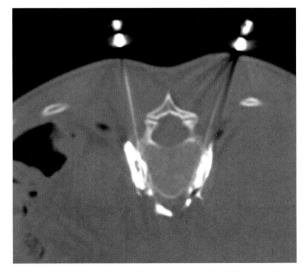

▲ 图 3-156　CT 引导下双侧膈肌脚后神经阻滞

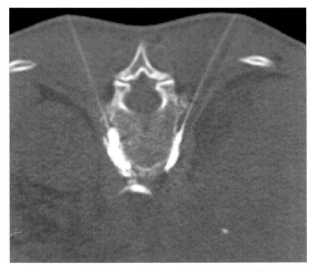

▲ 图 3-157　患者第 2 次在 CT 引导下行双侧膈肌脚后神经消融

【手术中遇到的问题】

注射对比剂时，操作人员感到左侧针头有轻微的阻力。

【影像学检查】

无。

【术后并发症】

患者立感麻木，出现下肢的完全性运动障碍。

<table>
<tr><td>你会怎么做?</td></tr>
<tr><td>注意:</td></tr>
</table>

【可行的并发症处理方案】

- 经腰穿刺进行用生理盐水冲洗。
- 静脉补液和大剂量类固醇治疗。
- 保守治疗。

【最终并发症处理】

立即拔除2根穿刺针，终止进一步注射。患者被转向仰卧，密切观察，症状在10min内自行消退。

【并发症分析】

腹腔神经丛损毁术是一种成熟的技术，可用于治疗胰腺癌晚期患者。严重并发症发生率＜2%，其中截瘫更是仅有零星报道，直接或间接损伤 Adamkiewicz 动脉（即脊髓前动脉）被认为是潜在原因。神经系统症状可能是永久性，但常见的是短暂性；因此，损伤后的恢复时间可以是几分钟至几天内自发发生，或是在经过充分的静脉输液（以保持足够的血压）和大剂量类固醇治疗后发生。

Adamkiewicz 动脉是主要的胸腰段，供应脊髓前 2/3 的动脉。常位于 TH$_8$～L$_3$（50% 位于 TH$_9$～TH$_{10}$ 水平），75% 的病例来自左侧。当该动脉的血液供应受损时，患者很快就会出现损伤水平以下节段的完全性运动麻痹、痛觉和温度觉丧失、自主神经功能障碍（如直立性低血压）和完整的本体感觉丧失。本例患者出现了一过性神经症状，考虑因暂时性的 Adamkiewicz 动脉灌注不足。这种低灌注的确切病因尚不清楚，但可能是 Adamkiewicz 动脉的痉挛或短暂受压所致。

【预防策略及注意事项】

有趣的是，报道的并发症发生在对比剂注射后，而不是在麻醉药或酒精注射后。事实上，此类情况发生后，不应拔除穿刺针，建议用生理盐水冲洗。在本例中，灌注不是可能是由于在相对封闭且肿瘤浸润的空间中"高压"注射对比剂引起的。为避免这种罕见的并发症，可以在肿瘤浸润相对不明显的膈肌脚上部或下部进行上述操作。另一种选择是前方入路，穿刺针到主动脉前外侧进行神经丛损毁术。但由于药物可能在腹腔内弥散，这种方式通常被认为是不安全的。

拓 展 阅 读

[1] Kambadakone A, Thabet A, Gervais DA, Mueller PR, Arellano RS. CT-guided celiac plexus neurolysis: a review of anatomy, indications, technique, and tips for successful treatment. Radiographics. 2011; 31(6):1599–1621

[2] Arcidiacono PG, Calori G, Carrara S, McNicol ED, Testoni PA. Celiac plexus block for pancreatic cancer pain in adults. Cochrane Database Syst Rev. 2011(3):CD007519

[3] Jabbal SS, Hunton J. Reversible paraplegia following coeliac plexus block. Anaesthesia. 1992; 47(10):857–858

[4] Kumar A, Tripathi SS, Dhar D, Bhattacharya A. A case of reversible paraparesis following celiac plexus block. Reg Anesth Pain Med. 2001; 26(1):75–78

[5] Charles YP, Barbe B, Beaujeux R, Boujan F, Steib JP. Relevance of the anatomical location of the Adamkiewicz artery in spine surgery. Surg Radiol Anat. 2011; 33(1):3–9

[6] Cheshire WP, Santos CC, Massey EW, Howard JF, Jr. Spinal cord infarction: etiology and outcome. Neurology. 1996; 47(2): 321–330

（二）肝细胞癌经动脉化疗栓塞中的异位栓塞：注意脊髓动脉分支

【病例概述】

患者男性，52 岁，既往肝硬化病史，发现 17.5cm × 12.3cm 大小的肝细胞癌几乎占据了整个肝右叶，伴有门静脉侵犯、动脉－门静脉分流和肝外动脉供应（图 3-158）。经多学科讨论，认为不能手术，决定采用经动脉化疗栓塞治疗。

【初步治疗】

患者在 3 年的时间内接受了多次使用碘化油的超选择性经动脉化疗栓塞术。在第 1 次化疗栓塞治疗过程中，证实存在动脉 – 门静脉分流（图 3–159），在第 6 次治疗后略有减少（图 3–160）。治疗中，患者的一般情况明显改善。

【手术中遇到的问题】

由于肝脏病灶的体积较大，必须在下一次超选择性经动脉化疗栓塞时进一步证实通过肋间动脉的肝外供血（图 3–161）。第 10 次栓塞时，进行了肋间动脉的插管造影，显示肋间动脉与脊髓前动脉（或 Adamkiewicz 动脉）相通。由于肝肿瘤的窃血现象，在第 1 次造影时未显示脊髓前动脉。当栓塞后，流向肿瘤的血流减少且流速变慢时，脊髓前动脉在血管造影上变得可见（图 3–162）。此时由于栓塞材料的反流，不可避免的出现动脉异常栓塞。患者立出现截瘫和尿失禁。1 年半后，他因疾病进展而去世。确诊后，他的总生存期为 50 个月。

【影像学检查】

进行脊柱 MRI 检查可以评估脊髓缺血性损伤的范围。

【术后并发症】

脊髓动脉的异常栓塞引起的截瘫。

【并发症分析】

据报道，右腰动脉供血给肝细胞癌（HCC）的发生率约为 2%。通常情况下，肝癌患者会在经历多次经肝动脉化疗栓塞后发现肋间动脉的血液供应。肋间供动脉供血可能与肝动脉这一主要供应动脉的栓塞有关，但这不是必要条件。在这种情况下，应对右下肋间动脉（TH_{10} 和 TH_{11}）、肋下动脉和右上腰动脉（L_1 和 L_2）的进行动脉造影检查，以确定脊髓前动脉的起源。非靶向栓塞脊髓前动脉是一种严重的并发症，因为它即刻出现

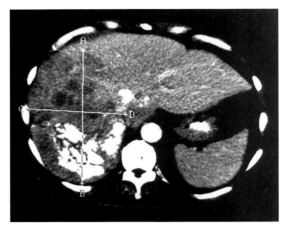

▲ 图 3–158　动脉期 CT 图像，确认肝细胞癌大小为 17.5cm×12.3cm，占右肝全叶

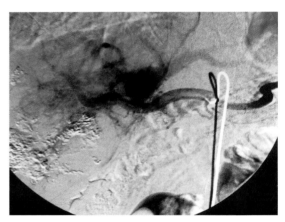

▲ 图 3–159　第 1 次常规经动脉化疗栓塞，腹腔干动脉造影显示存在广泛的动脉 – 门静脉分流

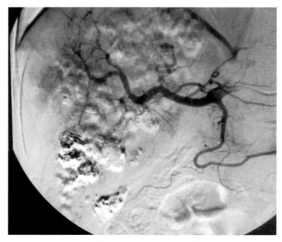

▲ 图 3–160　在第 6 次经动脉化疗栓塞后，肝血管造影证实了动脉 – 门静脉分流程度减低

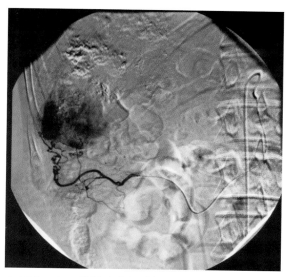

▲ 图 3-161　肋间动脉超选择性插管造影显示病变有肋间动脉供血，并进行了相应的经动脉化疗栓塞

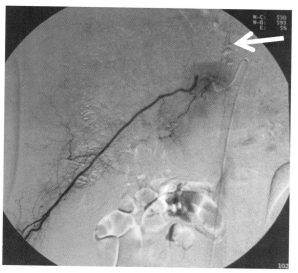

▲ 图 3-162　不同节段的肋间动脉超选择性插管造影。由于肿瘤栓塞后血流减少，造影后显示脊髓前动脉（白箭）。栓塞材料反流造成异位栓塞

症状，造成不可逆的损伤。据文献报道，当脊髓前动脉不是来源于供应肿瘤的腰椎动脉或肋间动脉时，可以进行化疗栓塞，后使用吸收性明胶海绵颗粒栓塞。当脊髓前动脉起源于供应肿瘤的动脉时，建议单独用凝胶海绵颗粒栓塞。

中等大小的肝癌很少由较细的肋间动脉供血。由于血流向前流向病灶，在栓塞术一开始无法识别脊髓前动脉走向。但需要考虑到的是，该动脉通常源自肋间近 1/3 处，将导管插入更深的位置是更安全的方法。除了插管位置更深以外，使用更大尺寸的颗粒（＞ 300μm）栓塞可降低异位栓塞的风险。

【预防策略及注意事项】

- 记住脊髓前脉和肋间动脉是相通的。
- 脊髓前动脉只有在动脉栓塞治疗结束，血流缓慢时才能显示。
- 在这种情况下，超选插管要求更高。
- 使用大尺寸栓塞剂（＞ 300μm），反流的可能性会减小。

拓展阅读

[1] Kim HC, Chung JW, Lee W, Jae HJ, Park JH. Recognizing extrahepatic collateral vessels that supply hepatocellular carcinoma to avoid complications of transcatheter arterial chemoembolization. Radiographics. 2005; 25 Suppl 1:S25–S39

[2] Miyayama S, Yamashiro M, Okuda M, et al. Hepatocellular carcinoma supplied by the right lumbar artery. Cardiovasc Intervent Radiol. 2010; 33(1):53–60

[3] Miyayama S, Matsui O, Taki K, et al. Transcatheter arterial chemoembolization for hepatocellular carcinoma fed by the reconstructed inferior phrenic artery: anatomical and technical analysis. J Vasc Interv Radiol. 2004; 15(8):815–823

八、气胸

（一）肺活检后迟发性气胸

【病例概述】

患者女性，61 岁，有哮喘和慢性阻塞性肺疾病（chronic obstructive pulmonary disease，COPD）病史，计划进行 CT 引导下的右肺穿刺活检。

【初步治疗】

在 CT 引导下，采用 18G 的同轴活检系统进行右肺病灶穿刺活检（图 3-163 和图 3-164）。在右上肺叶结节取得 4 条标本，操作后的 CT 影像没有气胸表现。

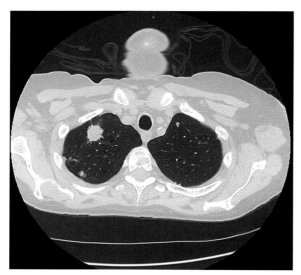

▲ 图 3-163　活检前胸部 CT 增强扫描，显示右肺上叶有 1 个毛刺状肺结节

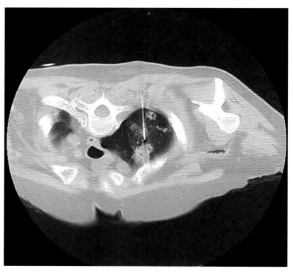

▲ 图 3-164　患者处于俯卧位，CT 引导下通过右椎旁入路进行右上叶结节经皮穿刺活检

【手术中遇到的问题】

患者很好地耐受了手术，未出现并发症，病情稳定并被转移到康复病房。

【影像学检查】

在术后 2h 进行了胸部 X 线片检查。

【术后并发症】

患者在穿刺术后约 1h 出现胸痛。查体时发现右侧胸部呼吸音减弱。随访胸片部 X 线片显示右侧大量气胸（图 3-165）。

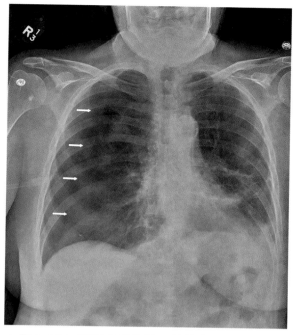

▲ 图 3-165　穿刺术后胸部 X 线检查发现右侧大量气胸（白箭）

【可行的并发症处理方案】

• 保守治疗。

• CT 或 X 线下胸腔置管引流。

【最终并发症处理】

　　在 X 线透视引导下，采用 1 根小直径的穿刺针穿刺胸膜腔内并抽吸。然后，在右侧胸腔放置 1 根 10F 胸腔引流管并连接到负压引流瓶。

【并发症分析】

　　在手术中仅产生了少量气胸。但是在术后观察过程中气胸增大，造成胸痛。

【预防策略及注意事项】

• 呼吸指导和呼气后进针可降低气胸的风险。

• 减少胸膜穿刺次数。

• COPD、肺气肿患者术后发生气胸的风险增加。

• 避免使用 > 20G 的穿刺针，因为这会增加患者发生气胸和血胸的风险。

• 拔针后立即获取最终影像，手术后观察患者生命体征 2～4h（图 3-166）。

拓 展 阅 读

[1] Boskovic T, Stanic J, Pena-Karan S, et al. Pneumothorax after transthoracic needle biopsy of lung lesions under CT guidance. J Thorac Dis. 2014; 6 Suppl 1:S99–S107

[2] Choi CM, Um SW, Yoo CG, et al. Incidence and risk factors of delayed pneumothorax after transthoracic needle biopsy of the lung. Chest. 2004; 126(5):1516–1521

[3] Topal U, Ediz B. Transthoracic needle biopsy: factors effecting risk of pneumothorax. Eur J Radiol. 2003; 48(3):263–267

（二）微波消融治疗单发肺转移时出现气胸

【病例概述】

患者男性，68 岁，左肺下叶的单发肺转移（图 3–167），进行微波消融（MWA）治疗。原发肿瘤为结直肠腺癌。既往因心肌梗死行冠心病支架置入手术，没有其他疾病。经历 4 个周期的化疗仅使肺部病灶略微缩小。

【初步治疗】

在实时 CT 引导下，患者处于右侧卧位，并在清醒镇静状态下进行经皮微波消融手术。消融针直径为 10F。

【手术中遇到的问题和影像学检查】

在治疗过程中出现了气胸，病灶回缩，非常接近主动脉（图 3–168 和图 3–169）。

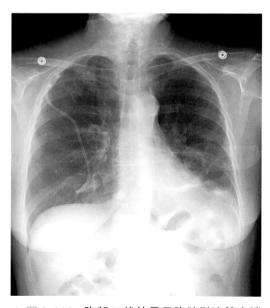

▲ 图 3–166　胸部 X 线片显示胸腔引流管末端位于右上胸腔，气胸完全消失

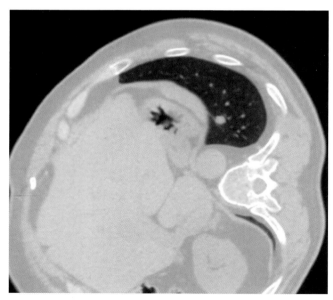

▲ 图 3–167　肺窗 CT 扫描显示左下叶内侧段有 1 个 7mm 大小的圆形结节，已诊断为转移瘤。请注意，病变靠近膈肌，离降主动脉约 3cm

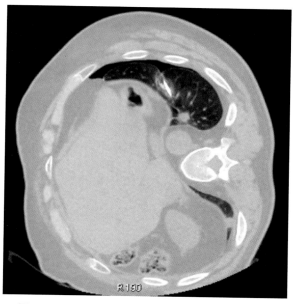

▲ 图 3-168 CT 扫描显示微波针穿刺入肺后出现气胸。请注意，气胸导致肺部分塌陷，并使病变靠近主动脉

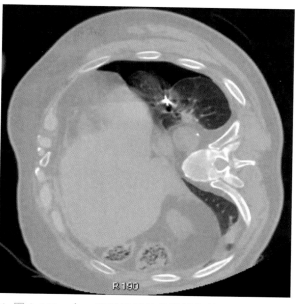

▲ 图 3-169 上一张图像后几分钟进行的 CT 扫描显示气胸增多，肺塌陷更明显，使得结节更靠近纵隔胸膜，使对病变的穿刺变得困难和危险

你会怎么做？

注意：

【可行的并发症处理方案】

- 停止穿刺行胸腔抽气。

- 经皮胸腔穿刺引流。

【最终并发症处理】

经皮穿刺胸腔引流治疗气胸（10F 猪尾导管），这样确保肺保持膨胀（图 3-170），可以继续进行微波治疗。引流管留置 48h，然后拔出，患者在术后第 3 天出院，状况良好（图 3-171）。

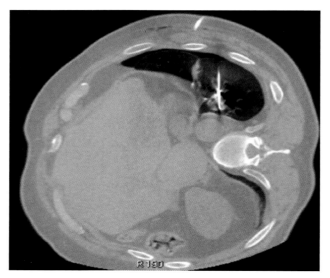

▲ 图 3-170　CT 扫描显示肺复张后，微波天线的尖端在病变内。注意位于皮下的、用于胸腔引流的猪尾导管

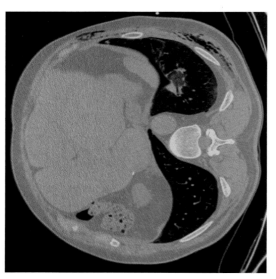

▲ 图 3-171　手术后 CT 扫描显示微波消融的结果及皮下气肿的表现

【并发症分析】

即使没有气胸的高危因素，如肺气肿，肺病灶很小、很深，或者非常接近纵隔。穿刺路径长度的增加是产生气胸等并发症的重要危险因素。我们建议让患者侧卧，从侧方入路，这样可以让麻醉科医生有比较好的操作空间，并可以避免微波针尖端刺破纵隔的风险。

【预防策略及注意事项】

虽然微波消融治疗肺内肿瘤是安全的，但它可能会导致严重的并发症，如气胸。应尽可能采取预防措施将风险降到最低，当然，团队必须有紧急置管引流的经验。一般来说，特别是在男性患者和高龄患者中，缩短针在肺内的穿刺长度对预防并发症是非常重要的。

拓 展 阅 读

[1]　Splatt AM, Steinke K. Major complications of high-energy microwave ablation for percutaneous CT-guided treatment of lung malignancies: single-centre experience after 4 years. J Med Imaging Radiat Oncol. 2015; 59(5):609-616

[2]　Carrafiello G, Mangini M, Fontana F, et al. Complications of microwave and radiofrequency lung ablation: personal experience and review of the literature. Radiol Med (Torino). 2012; 117(2):201-213

[3]　Zheng A, Wang X, Yang X, et al. Major complications after lung microwave ablation: a single-center experience on 204 sessions. Ann Thorac Surg. 2014; 98(1):243–248

（三）在 CT 引导下的诊断穿刺引起的气胸

【病例概述】

患者男性，82 岁。右肺周围型病灶（第 4 段），直径 25mm，怀疑支气管肺癌，计划在 CT 引导下进行诊断穿刺以获得准确诊断。实验室血液检查表明，没有血常规和凝血功能异常。

【初步治疗】

此前患者未经治疗。为了进一步明确诊断规划了诊断操作，以便为患者提供个性化的治疗。

在使用 1% 的盐酸普鲁卡因 10ml 局部麻醉后进行诊断性穿刺。患者左侧抬高 80°，以便在左侧腋后线进行穿刺。皮肤切开后用直径 16G 长 6cm 的 Trokar 套管针（Quick-Core 活检针组，Cook，Bloomington，IN，USA）针插入并确认到位，用直径 18G 长 9cm 的活检针穿取 5 条组织（图 3–172）。

【手术中遇到的问题】

最后一次活检后，取出套管针前的扫描显示气胸（图 3–173）。患者呼吸功能完全可以代偿。

【影像学检查】

完成胸部 CT 扫描，以确定气胸的范围。

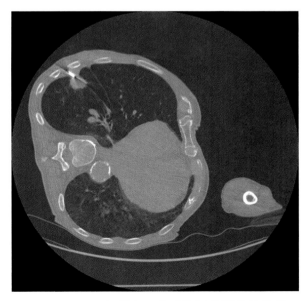

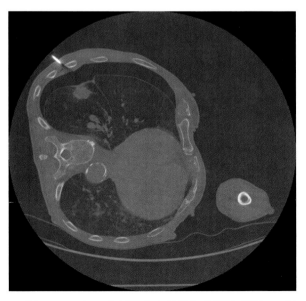

▲ 图 3–172　**CT 扫描显示右肺位于第 Ⅳ 段的胸膜下 25mm 大小的肿瘤性病变，伴有胸膜增厚。套管针已经穿刺到位，可以插入活检针取样**

▲ 图 3–173　经 **5** 次活检和套管针部分回缩后行 **CT** 扫描，可见明显的气胸

【术后并发症】

诊断周围肺穿刺时出现气胸。

你会怎么做?

注意：

_____

_____

_____

_____

_____

_____

_____

_____

_____

【可行的并发症处理方案】

- 用 50ml 注射器通过套管针抽吸。

- 放置引流管（Bulau，Moldini）。

- 不予处理（如果患者呼吸功能能够代偿）。

【最终并发症处理】

胸外科医生进行胸腔置管。

【并发症分析】

穿刺活检时发生气胸。其原因可能是套管在呼吸运动过程中发生了移位。反复操作（如反复在套管内取出和推进活检针）可能是胸膜损伤导致气胸的原因。

【预防策略及注意事项】

- 谨慎使用器械。尽量选择周围病变。中央型病变容易发生并发症，如气胸和血胸。

- 慢性阻塞性肺疾病患者易发生上述并发症，避免进行穿刺活检。

- 尝试将您的套管针的大小限制在 16G（如介绍的病例中所用的）。

拓 展 阅 读

[1] Heerink WJ, de Bock GH, de Jonge GJ, Groen HJM, Vliegenthart R, Oudkerk M. Complication rates of CT-guided transthoracic lung biopsy: meta-analysis. Eur Radiol. 2017; 27(1):138–148

[2] Digumarthy SR, Kovacina B, Otrakji A, Lanuti M, Shepard JA, Sharma A. Percutaneous CT guided lung biopsy in patients with pulmonary hypertension: assessment of complications. Eur J Radiol. 2016; 85(2):466–471

[3] Galluzzo A, Genova C, Dioguardi S, Midiri M, Cajozzo M. Current role of computed tomography-guided transthoracic needle biopsy of metastatic lung lesions. Future Oncol. 2015; 11(2) Suppl:43–46

（四）活检后微波消融术前出现的气胸

【病例概述】

患者女性，68 岁，吸烟史，既往右上叶鳞状细胞癌（squamous cell carcinoma，SCC）病史 6 年，子宫颈鳞状细胞癌病史 14 年，均接受了放化疗治疗，FDG-PET 显示逐渐增大的右肺中叶结节并浸润斜裂（图 3–174），需要进行治疗。

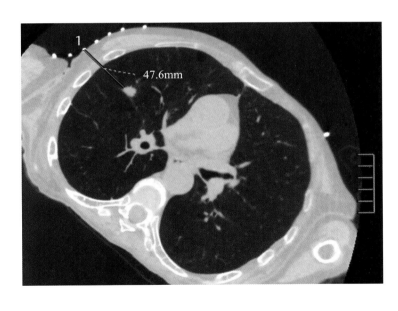

◀ 图 3–174　横断面 CT 肺窗显示右肺中叶结节浸润斜裂。皮肤标记和规划的活检 / 消融穿刺路径

【初步治疗和影像学检查】

热消融被认为是合适的治疗方法。拟消融前取组织以获取病理学诊断。准备在微波消融前先进行 CT 引导的空心针活检。使用同轴方法，巴德的 Mission 20G 20mm 空芯活检针（Tempe，Arizona，USA）进行 2 次活检。

【术后并发症】

在穿刺活检过程中产生气胸。在拔出活检针后气胸增加（图 3–175）。

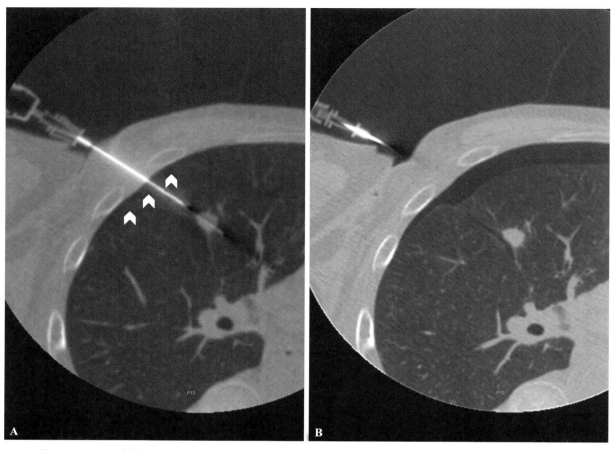

▲ 图 3–175　**A.** 同轴针（**19G**）和匹配的空芯活检针（**20G**）到位；进针部位少量气胸（白箭头）。**B.** 在拔出活检针后，气胸范围扩大，叶间裂也有空气。请注意，活检显示鳞状细胞癌

你会怎么做？

注意：

【可行的并发症处理方案】

- 中止本次消融，重新安排热消融时间。

- 中止和重新安排热消融，置入猪尾导管 / 胸管。

- 通过同轴针或任何其他小直径导管（如静脉导管）进行抽气后，中止并重新安排热消融时间。

- 尝试抽气成功后，继续完成热消融。

【最终并发症处理】

将带有三通接头的延长管连接到同轴针上，抽出气体。将微波消融针（标准 1.8mm，Accu2i pMTA，Angiodynamics，Queensbury，NY，USA）平行插入（图 3-176），按计划进行消融，期间间歇性抽吸以保持肺膨胀，并防止肺部组织的异常损伤。

拔出消融针和同轴针后立即进行的消融后 CT 扫描显示，仅在目标结节周围的叶间裂仅有微小的残余气体。消融 24h 后的 CT 扫描显示预期的病灶周围有预期热损伤的晕圈（图 3-177），同时伴有肺不张和轻度增加的气胸。患者没有症状，不需要抽吸，自己痊愈。

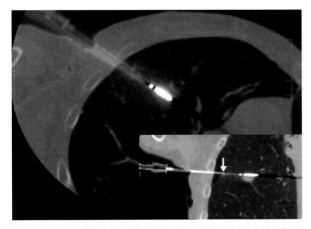

▲ 图 3-176　微波针平行于同轴针；消融针在目标病灶的上 1/3 进入，同轴针尖端位于胸膜间隙（插图白箭，重建冠状位）

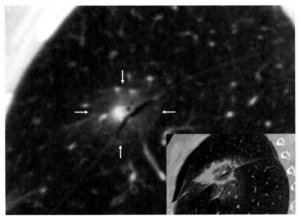

▲ 图 3-177　消融后即刻矢状位重建肺窗图像显示叶间裂残留微小气胸，消融结节周围有少量环状磨玻璃影。术后 24h 图像（插图）显示了周围的热损伤晕圈和气胸量增加

【并发症分析、预防策略及注意事项】

- 气胸是肺部介入操作的常见并发症，即使遵循安全入路，也通常是无法预防。

- 气胸很少阻碍肺活检或消融。

- > 95% 的气胸发生时患者仍在 CT 台上，介入医生能够立即采取措施—反复抽气，如果肺继续塌陷可以插入导管或胸管。

- 因为同轴活检针（19G）的大小不匹配微波针大小（1.8mm，约 14G），需要 13G 同轴针，才能容纳活检针和消融针。但这对于活检的手术来说并不理想，还可能造成空气栓塞，因此在插入消融针之前，还是需要拔出活检针。

- 为了继续原来的治疗计划，对气胸进行抽气是值得尝试的做法；有时，少量气胸小气胸并发症对于周围型的病变来说并不是坏事，可以防止热损伤壁层胸膜或胸壁。

- 不能愈合的气胸往往是支气管胸膜瘘的征象。

拓 展 阅 读

[1] Lee EW, Suh RD, Zeidler MR, et al. Radiofrequency ablation of subpleural lung malignancy: reduced pain using an artificially created pneumothorax. Cardiovasc Intervent Radiol. 2009; 32 (4):833–836

[2] Nour-Eldin NE, Naguib NN, Tawfik AM, Koitka K, Saeed AS, Vogl TJ. Outcomes of an algorithmic approach to management of pneumothorax complicating thermal ablation of pulmonary neoplasms. J Vasc Interv Radiol. 2011; 22(9):1279–1286

[3] Yamagami T, Kato T, Hirota T, Yoshimatsu R, Matsumoto T, Nishimura T. Usefulness and limitation of manual aspiration immediately after pneumothorax complicating interventional radiological procedures with the transthoracic approach. Cardiovasc Intervent Radiol. 2006; 29(6):1027–1033

（五）经皮穿刺高剂量近距离内放疗孤立性结直肠癌肺转移后气胸

【病例概述】

患者男性，85岁，左下叶直肠癌的孤立肺转移灶。原发病灶经活检证实。手术切除、放化疗后，肺内的转移灶是唯一有活性病灶（图3–178）。因为第一次手术使患者受到损害，他拒绝进一步手术。为了在这个临界大小的病变中有效覆盖边缘，我们决定进行组织间高剂量近距离放疗（iHDRBT），而不是热消融。因为iHDRBT的目的不是在介入手术过程中对目标组织进行毁损，而是在接下来的6周内使其逐渐坏死。这种治疗的风险和穿刺活检相当。然而，每一次经皮肺穿刺都有导致气胸的风险（活检气胸风险3.1%）。

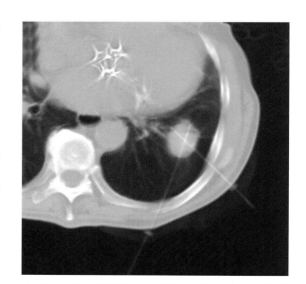

▲ 图 3–178　横断面 CT 扫描显示靶病变已被携带铱（^{192}Ir）的穿刺针刺穿

【初步治疗】

CT引导下肺组织间高剂量近距离治疗（图3–179）。

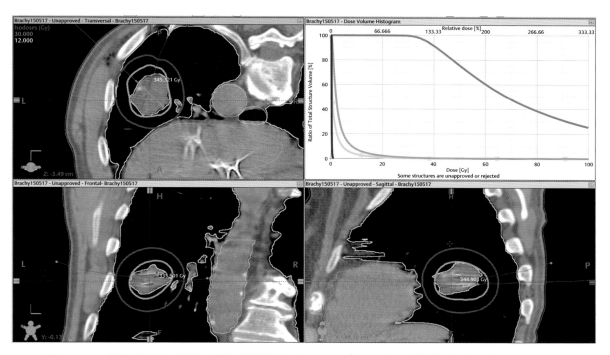

▲ 图 3-179　剂量体积直方图。目标病灶体积为 **14.84cm³**，因此，占整个肺体积的 **0.36%**（4080；48cm³）。将治疗性 **30Gy**（红色边框条）以 **24.33cm³** 的体积（肺体积的 **0.84%**）包围目标病变。蓝色边框条标注 **12Gy**-等剂量（**126.77cm³**；肺体积的 **3.1%**）

【手术中遇到的问题】

在移除施源器后的扫描中发现了明显的气胸（图3-180）。除此之外，没有其他明显的并发症。

【影像学检查】

进行常规胸部 CT 平扫。

【术后并发症】

穿刺部位出现气胸。

【可行的并发症处理方案】

• 先观察，看气胸有无自限性。
• 置入胸腔引流管。
• 手术（如果胸腔引流管置入失败）。

【最终并发症处理】

置入胸腔引流管后肺完全复张（图 3-181）。

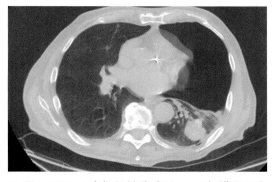

▲ 图 3-180　**2 个探针被移除后，CT 扫描显示出明显的同侧气胸**

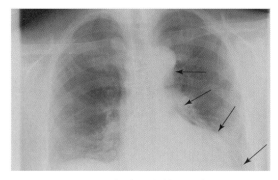

▲ 图 3-181　**置入胸腔引流管后进行 X 线检查，可实现肺塌陷（黑箭）的快速复张**

【并发症分析】

肺恶性肿瘤的 iHDRBT 导致气胸。

【预防策略及注意事项】

• 肺介入都有气胸的风险。

• 放射科医生应在肺部介入手术后对患者进行跟进，以便能够提供所需的紧急干预（图 3-182）。

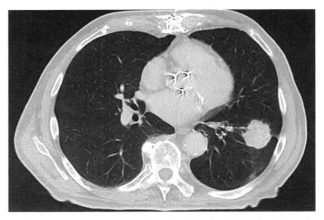

▲ 图 3-182　经 CT 证实的胸腔引流术后肺完全扩张，仅可见穿刺部位局部血肿

拓 展 阅 读

[1] Lorenz J, Blum M. Complications of percutaneous chest biopsy. Semin Intervent Radiol. 2006; 23(2):188–193

[2] Sharma DN, Rath GK, Thulkar S, Bahl A, Pandit S, Julka PK. Computerized tomography-guided percutaneous high-dose-rate interstitial brachytherapy for malignant lung lesions. J Cancer Res Ther. 2011; 7(2):174–179

[3] Tselis N, Ferentinos K, Kolotas C, et al. Computed tomographyguided interstitial high-dose-rate brachytherapy in the local treatment of primary and secondary intrathoracic malignancies. J Thorac Oncol. 2011; 6(3):545–552

[4] de Baère T, Aupérin A, Deschamps F, et al. Radiofrequency ablation is a valid treatment option for lung metastases: experience in 566 patients with 1037 metastases. Ann Oncol. 2015; 26(5): 987–991

[5] Ridge CA, Solomon SB. Percutaneous ablation of colorectal lung metastases. J Gastrointest Oncol. 2015; 6(6):685–692

九、皮肤烧伤

（一）射频消融肺结节后皮肤烧伤

【病例概述】

患者女性，57 岁，既往左下叶晚期非小细胞肺癌病史，放化疗后复发，右肺转移灶切除术后，经多学科会诊制订进一步治疗方案。计划对新的右肺下叶结节（图 3-183）行热消融。

【初步治疗和影像学检查】

患者接受 CT 引导的射频消融术（RFA）治疗。采用俯卧位。麻醉小组行镇痛和镇静。经椎旁入路，使用 Cool-tiR 电极针（Metronic，Minneapolis，MN，USA）穿刺到位，采用 2cm 裸区进行消融（图 3-184）。

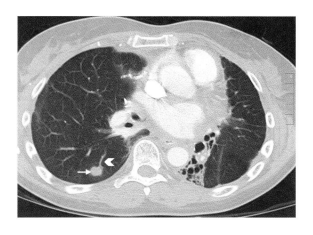

◀ 图 3-183　横断面 **CT** 扫描显示放射治疗后右肺下叶支气管扩张，右肺门见转移灶切除术后的手术夹，心脏前方见线性机械吻合器的缝合材料。右肺下叶可见 **1** 个 **12mm** 大小的实心结节（白箭），前方毗邻血管（白箭头）

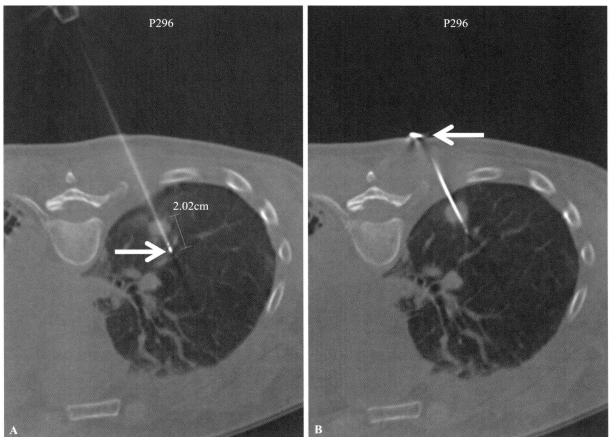

▲ 图 3-184　**患者俯卧，横断面 CT 扫描，显示射频消融电极位置**
A. 电极针尖端穿过靶病灶中心并与中等大小的前血管（白箭）相邻；B. 将电极退回几毫米，并用 1 个直的金属钳在皮肤表面夹住电极以固定位置（白箭）

【手术中遇到的问题】

电极针穿刺过程中略向内侧调整，出现小的气胸，因为电极针的尖端与邻近的血管非常接近，有血管损伤导致出血的风险。将电极向后退 2～3mm，用金属夹把电极针固定在皮肤上，以防止电极意外移位（图 3-184）。

【术后并发症】

皮肤穿刺点出现了烧灼的味道，局部皮肤出现发红，肿胀。移除钳后，消融继续。

消融结束时局部出现Ⅲ度皮肤烧伤。术后 CT 扫描（图 3-185）显示皮肤增厚，烧伤部位呈线状穿过胸壁。电极的绝缘层被锋利的锯齿状金属钳破坏了，导致电流沿电极轴流动，随后进入并沿金属钳流动。

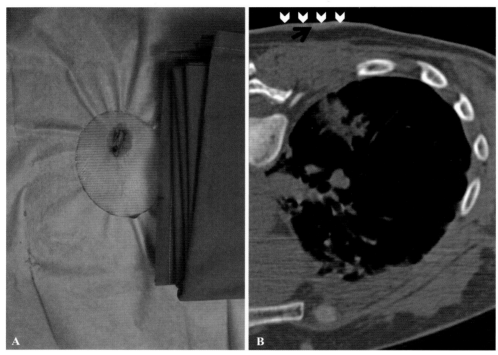

▲ 图 3-185　**A.** 金属钳与皮肤接触部位Ⅲ度皮肤烧伤；**B.** 横断面 **CT** 扫描，白箭头显示皮肤增厚的区域；在增厚的皮肤上有 **1** 条略低密度的针道（黑箭），表示烧伤时电极的轨迹

【最终并发症处理】

患者被转至烧伤科诊治，进行了必要的清创。

【预防策略及注意事项】

- 如果使用金属钳，请使用塑料夹或用纱布或其他织物包裹电极轴。注意，接受深度镇静的患者不会对疼痛刺激做出适当反应。
- 在消融过程中不定期检查电极 / 天线位置（例如使用 CT 透视），以确保术中位置不变。
- 使用金属同轴针时也应谨慎操作，一旦消融电极到位，消融前应将同轴针后退，避免接触裸区而导热。
- 与经皮热消融相关的皮肤烧伤主要发生在电极穿刺点或消融时间很长的接地垫部位。

- 在浅表病灶的消融时有报道发生皮肤烧伤（如骨和甲状腺）。

拓展阅读

[1] Steinke K, Gananadha S, King J, Zhao J, Morris DL. Dispersive pad site burns with modern radiofrequency ablation equipment. Surg Laparosc Endosc Percutan Tech. 2003; 13(6):366–371

[2] Liang P, Wang Y, Yu X, Dong B. Malignant liver tumors: treatment with percutaneous microwave ablation—complications among cohort of 1136 patients. Radiology. 2009; 251(3):933–940

[3] Bernardi S, Lanzilotti V, Papa G, et al. Full-thickness skin burn caused by radiofrequency ablation of a benign thyroid nodule. Thyroid. 2016; 26(1):183–184

[4] Widmann G, Jaschke W, Bale R. Case report: third-degree skin and soft tissue burn after radiofrequency ablation of an osteoid osteoma guided through a triple-crown biopsy cannula. Skeletal Radiol. 2012; 41(12):1627–1630

（二）射频消融术治疗骨样骨瘤后皮肤烧伤

【病例概述】

患者女性，27 岁，胫骨干前方皮质内有 9mm 的病变，有典型临床病史和疼痛，计划行热消融。X 线片显示局部皮质增厚，横断面 CT 及矢状位重建图像显示位于胫骨前部皮质内的低密度卵圆形病灶（图 3-186 至图 3-188）。

【初步治疗】

消融手术计划在全麻、局部消毒和皮肤切开后进行，用电钻把 1.8mm 克氏针钻入病灶。射频

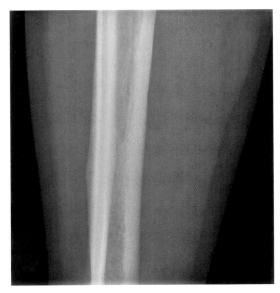

▲ 图 3-186　X 线片显示胫骨前皮质出现椭圆形增厚，表明其下方有病变

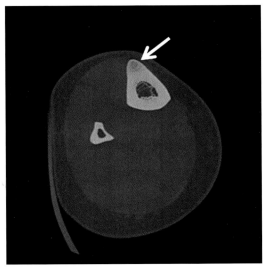

▲ 图 3-187　横断面 CT 显示胫骨皮质病灶中央呈更低密度，代表瘤巢（白箭）。注意病灶表面皮下组织很薄，病灶与皮肤的距离相当短

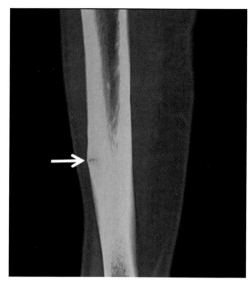

▲ 图 3-188　胫骨骨干矢状位重建图像显示低密度的瘤巢（白箭）

电极经钻道插入骨样骨瘤瘤巢，行 CT 扫描确认。采用的是 1 个 16.5G、18cm 的单针电极（0.9mm 活性电极；Boston Scientific Corporation，Natick，MA，USA）置于病灶处用于射频消融术（RFA）。在双下肢放置合适的接地垫后，使用 3000 Generator，设备以阻抗为基础的反馈系统，功率容量 200W，将消融针连接仪器，根据设备使用规范进行病灶的射频消融。

【手术中遇到的问题】

术中未遇到问题。

【影像学检查】

手术后第 1 天常规 MRI 检查，显示典型术后表现，皮下组织、筋膜上组织、病变通道和病变本身有适度的对比度增强（图 3-189）。

【术后并发症】

术后第 2 天，次日皮肤出现 Ⅱ 度烧伤的红斑，在接下来的几天内出现皮肤坏死。

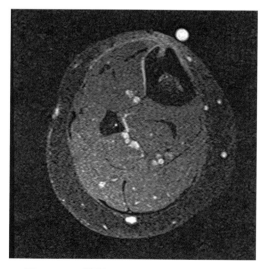

▲ 图 3-189　增强 MRI（T_1，脂肪抑制）显示对比度增强的强信号的毛刺通道、病变和皮下组织。强信号的外囊显示了先前的皮肤入口

你会怎么做？

注意：

_____

_____

_____

_____

_____

_____

_____

_____

【可行的并发症处理方案】

消融过程中冷却局部皮肤。

【最终并发症处理】

局部皮肤外科整形和伤口缝合。

【并发症分析】

在骨内病灶射频消融期间，发生皮肤损伤 / 烧伤。由于局部皮肤下组织薄，且未有效阻隔热传导，进针路径短，且病灶表面皮下组织薄，消融过程中病变部位皮下组织被烧伤。皮肤烧伤风险最大的区域是那些没有太多皮下脂肪或肌肉的区域，如胫骨前区域。

【预防策略及注意事项】

- 选择有较厚组织覆盖的其他穿刺路径。
- 保证进针点皮肤得到充分冷却。

拓 展 阅 读

[1] Huffman SD, Huffman NP, Lewandowski RJ, Brown DB. Radiofrequency ablation complicated by skin burn. Semin Intervent Radiol. 2011; 28(2):179–182

[2] Lyon C, Buckwalter J. Case report: full-thickness skin necrosis after percutaneous radio-frequency ablation of a tibial osteoid osteoma. Iowa Orthop J. 2008; 28:85–87

[3] Finstein JL, Hosalkar HS, Ogilvie CM, Lackman RD. Case reports: an unusual complication of radiofrequency ablation treatment of osteoid osteoma. Clin Orthop Relat Res. 2006; 448 (448):248–251

（三）采用同轴技术进行肝内转移灶微波消融过程中因电极移位所致皮肤烧伤

【病例概述】

患者男性，70 岁，一般情况良好，被诊断为左叶 Ⅱ / Ⅲ 节段的胆管细胞癌。第 Ⅴ 段有 3cm 直径的肝内转移灶。除此之外，无其他部位病变。

【初步治疗】

肿瘤专家共识推荐以下治疗策略：①手术切除主要肿瘤；②对第 Ⅴ 段的转移瘤行局部治疗（图 3–190）。

消融时，为了有足够的消融边界以取得完全消融，在肿瘤周围放置 4 根 14F 的微波消融针（Bard，Murray Hill，NJ，USA），各微波针的间距为 1.5cm。病灶腹侧采用同轴技术将 2 根 14F Syncrowave 天线（Medtronic；Minneapolis，MN，USA）插入到 2 根微波消融针中，对肿瘤的前侧进行一系列消融。消融前，同轴针尽可能回缩至皮肤入针点，以避免热损伤（图 3-191）。病灶背侧的 2 根定位针到位后未使用同轴技术置入消融针，这 2 根针将进行后续的背侧部病灶的消融。

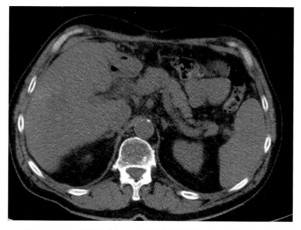

▲ 图 3-190　消融前 CT 扫描显示右叶 1 个 3cm 低密度肿块

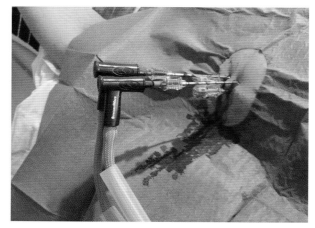

▲ 图 3-191　腹侧已退回同轴针和有源天线，尖端仍在皮下。背侧的 2 根同轴针也已到位

【手术中遇到的问题】

使用 90W 功率消融 12min，发现入针点周围皮肤组织出现肿胀。第一次微波消融（MWA）后的增强 CT 扫描显示低密度的消融区到达到肝脏包膜下，并伴有腹壁肿胀、渗出和气体聚集，腹部存在热损伤。手术后续消融没有继续进行。

【术后并发症】

肝脏边缘组织坏死，相应腹壁组织受到热损伤（图 3-192）。转移灶未完全消融。

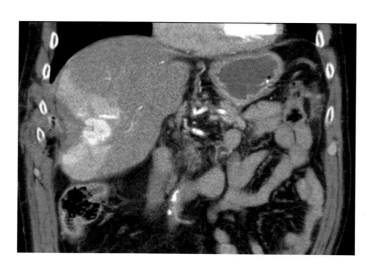

◀ 图 3-192　增强 CT 冠状位重建图像示肝右叶边缘及邻近的腹壁受到热损伤。肝内肿瘤组织有强化，转移灶消融不完全

你会怎么做？

注意：

_____

_____

_____

_____

_____

_____

_____

【可行的并发症处理方案】

- 手术重建及肿瘤切除。

- 保守治疗。

- 抗感染治疗。

【最终并发症处理】

局部形成 3cm 的皮肤坏死区域，并有瘘管形成，2 种情况均予以保守治疗。5 个月后皮肤伤口愈合。此期间，转移灶无进一步生长，但从肿瘤学角度看，没有得到充分治疗（图 3–193）。

皮肤伤口愈合后，按计划行第 2 次消融。这次手术成功将 1 根微波天线直接穿刺到肿瘤的另一处进行消融。这次，转移灶得到了充分的消融（图 3–194）。该患者在手术后 15 个月的随访中均显示肿瘤缓解。

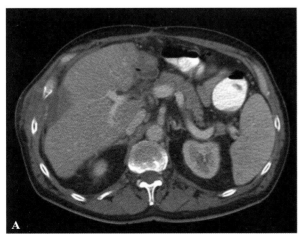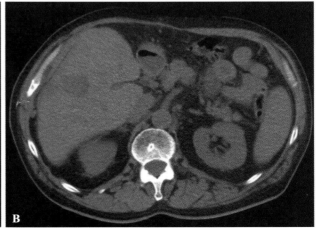

▲ 图 3–193　**A.** 微波消融热损伤后 **5** 个月，局部腹壁仍见增厚；**B.** 微波术后 **5** 个月，右肝转移灶仍存在

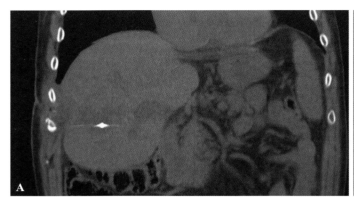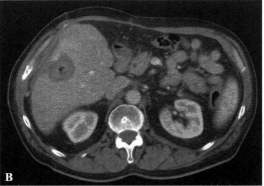

▲ 图 3–194　**A.** 位于结节内的微波消融（**MWA**）天线尖端；**B. MWA** 术后全肿瘤坏死，周边有安全界限

【并发症分析】

2 个可能原因：第一，可能有热量通过背侧 2 根未使用的留在原处的同轴针传递到腹壁（回热）；第二，消融过程中没有意识到有 1～2 个有源天线可能在消融期间发生了外围脱位。这一并发症提醒我们，使用同轴技术进行 MWA 时必须非常小心。

【预防策略及注意事项】

同轴 MWA 技术很繁杂，且可能产生严重并发症。应考虑使用 CT 扫描检查是否出现消融针移位现象或非目标区消融的迹象，特别是在消融时间较长的情况下。

拓 展 阅 读

[1] Filippiadis DK, Tutton S, Mazioti A, Kelekis A. Percutaneous imageguided ablation of bone and soft tissue tumours: a review of available techniques and protective measures. Insights Imaging. 2014; 5(3):339–346

[2] Liang P, Wang Y, Yu X, Dong B. Malignant liver tumors: treatment with percutaneous microwave ablation—complications among cohort of 1136 patients. Radiology. 2009; 251(3):933–940

[3] Vogl TJ, Nour-Eldin NA, Hammerstingl RM, Panahi B, Naguib NNN. Microwave ablation (MWA): basics, technique and results in primary and metastatic liver neoplasms—review article. RoFo Fortschr Geb Rontgenstr Nuklearmed. 2017; 189(11):1055–1066

[4] Kitchin D, Lubner M, Ziemlewicz T, et al. Microwave ablation of malignant hepatic tumours: intraperitoneal fluid instillation prevents collateral damage and allows more aggressive case selection. Int J Hyperthermia. 2014; 30(5):299–305

[5] Yu H, Burke CT. Comparison of percutaneous ablation technologies in the treatment of malignant liver tumors. Semin Intervent Radiol. 2014; 31(2):129–137

[6] Poggi G, Montagna B, DI Cesare P, et al. Microwave ablation of hepatocellular carcinoma using a new percutaneous device: preliminary results. Anticancer Res. 2013; 33(3):1221–1227

索 引

Index